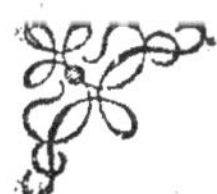

MALADIES

DE

L'ARMÉE D'ITALIE

OU DOCUMENTS POUR SERVIR A L'HISTOIRE MÉDICO-CHIRURGICALE DE L'ARMÉE D'ITALIE (CAMPAGNE DE 1859-60) ;

Par M. CAZALAS,

Médecin principal de 1re classe à l'État-major général de la 1re division militaire et de la place de Paris,
Ex-Médecin en chef de l'armée d'Italie ; Ex-Professeur de pathologie interne
aux hôpitaux d'instruction de Metz et du Val-de-Grâce,
Officier des ordres de la Légion d'honneur, du Medjidié et du Mérite militaire de Savoie ;
Membre de plusieurs académies et sociétés savantes.

PARIS

LIBRAIRIE DE LA MÉDECINE, DE LA CHIRURGIE ET DE LA PHARMACIE MILITAIRES

VICTOR ROZIER, ÉDITEUR,

Rue Childebert, 11.

Près la place Saint-Germain-des-Prés.

1864

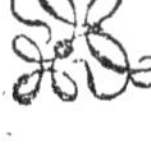

MALADIES

DE

L'ARMÉE D'ITALIE

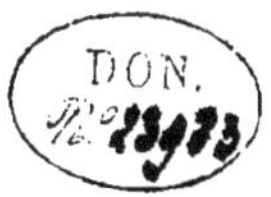

OU DOCUMENTS POUR SERVIR A L'HISTOIRE MÉDICO-CHIRURGICALE
DE L'ARMÉE D'ITALIE (CAMPAGNE DE 1859-60);

Par M. CAZALAS,

Médecin principal de 1ʳᵉ classe à l'État-major général de la 1ʳᵉ division militaire et de la place de Paris,
Ex-Médecin en chef de l'armée d'Italie ; Ex-Professeur de pathologie interne
aux hôpitaux d'instruction de Metz et du Val-de-Grâce,
Officier des ordres de la Légion d'honneur, du Medjidié et du Mérite militaire de Savoie ;
Membre de plusieurs académies et sociétés savantes.

PARIS

LIBRAIRIE DE LA MÉDECINE, DE LA CHIRURGIE ET DE LA PHARMACIE MILITAIRES

VICTOR ROZIER, ÉDITEUR,

RUE CHILDEBERT, 44,
Près la place Saint-Germain-des-Prés.

1864

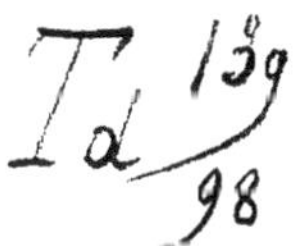

Imprimerie de Cosse et J. Dumaine, rue Christine, 2.

MALADIES

DE

L'ARMÉE D'ITALIE

OU DOCUMENTS POUR SERVIR A L'HISTOIRE MÉDICO-CHIRURGICALE
DE L'ARMÉE D'ITALIE (CAMPAGNE DE 1859-60).

Au point de vue médical comme au point de vue straté-
gique, chaque campagne a son génie et son enseignement
particuliers. La dernière campagne d'Italie ne fait pas
exception à cette règle : elle consacre des points déjà connus,
elle en éclaire d'autres encore douteux ou soupçonnés à
peine.

Si, pendant la durée d'une guerre, le premier devoir du
médecin est de faire tous ses efforts pour conserver, par les
moyens combinés de l'hygiène et de la thérapeutique, la
santé et la vie des soldats, il doit aussi au public intéressé
le récit des faits qui lui paraissent de nature à éclairer la
science médicale en général et le service sanitaire des armées
en particulier. Il serait inutile de rappeler ici avec quel
zèle et quel dévouement le médecin militaire s'acquitte de sa
première tâche, et que, s'il faillit quelquefois à la deuxième,
c'est plutôt l'insuffisance de temps que le savoir ou l'inten-
tion qu'il faut en accuser.

Dans ce travail, succinct et contenu dans les limites propres du sujet, j'ai cherché à résumer les faits les plus inté-

ressants de pathologie et d'administration médicales, que j'ai pu recueillir dans les conditions diverses où je me suis trouvé pendant la dernière guerre d'Italie.

Les maladies internes sont l'objet spécial et à peu près exclusif de cette étude. Les hommes spéciaux, plus compétents, relateront ce qu'ont offert de particulier les lésions chirurgicales.

Ce travail se divise en quatre chapitres : le premier comprend *l'exposition générale des faits observés* ; le deuxième *l'étude des causes sous l'influence desquelles les maladies se sont développées ;* le troisième *la description générale de ces maladies* ; le quatrième *leur traitement prophylactique et curatif.*

CHAPITRE PREMIER.

EXPOSITION GÉNÉRALE DES FAITS.

En arrivant à Gênes le 9 mai 1859, je trouvai déjà, dans les hôpitaux de la ville, des malades français soignés par les médecins ordinaires de ces établissements. Mon savant collègue, M. Boudin, le doyen des médecins principaux attachés à l'armée, remplissait, provisoirement, les fonctions de médecin en chef, en attendant l'arrivée de M. le baron Larrey, retenu auprès de la personne de S. M. l'Empereur.

Le 10, — le personnel médical affecté au service des hôpitaux manquant presque absolument —, je prenais, provisoirement, une division de fiévreux à la caserne de San Benigno, qu'on transformait alors en hôpital français, et le 12, ou deux jours après, j'étais sur le chemin de Gênes à Turin, avec la mission d'aller visiter, dans cette dernière ville, concurremment avec l'administration, les établissements susceptibles de nous servir d'hôpitaux pendant la durée de la campagne.—Des malades français, confiés, comme à Gênes, aux soins des médecins du pays, se trouvaient aussi dans les hôpitaux de Turin.

En rentrant à Gênes le 15, un ordre de service m'attachant, provisoirement, en qualité de médecin en chef, au 3e corps d'armée en ce moment à Alexandrie, m'attendait.

Le 17, en me rendant à ce nouveau poste provisoire, le 3e corps était parti pour Voghéra.

A cette date déjà, 17 mai, l'armée française avait, dans les hôpitaux d'Alexandrie, plusieurs centaines de malades, soignés, comme à Gênes et à Turin, par les médecins de la localité.

Alexandrie, peuplée de 24,000 habitants, assise sur la rive droite du Tanaro, au confluent de cette rivière avec la Bormida ; protégée par une formidable ceinture d'ouvrages avancés, par une vaste citadelle qui s'élève sur la rive gauche du Tanaro, et par un remarquable système d'écluses et de canaux qui permettent d'inonder en peu de temps la plaine ; située à une distance à peu près égale de Turin, de Gênes et de Milan, et reliée par des voies ferrées à toutes les grandes villes du Piémont et de la Lombardie, Alexandrie, dis-je, était naturellement, pour notre armée, au moins pendant la première partie de la campagne, le centre médical avancé le plus sûr et le plus important.

M. le baron Larrey, me détachant du grand quartier général, mon poste primitif, et me faisant définitivement remplacer au 3° corps d'armée, où je n'avais pas encore paru, voulut bien me confier la direction médicale du service sanitaire de cette place, poste que j'ai occupé jusqu'à la fin d'octobre, époque à laquelle je fus appelé à Milan avec le titre de médecin en chef de l'armée.

Les établissements où ont été recueillis nos malades pendant la campagne d'Italie se divisent en trois catégories : 1° *les hôpitaux sardes ou italiens*, où le service intérieur était confié aux médecins et à l'administration du pays ; 2° *les hôpitaux français*, où le service était fait par l'administration et les médecins français ; 3° *les hôpitaux mixtes*, où l'administration du pays et les médecins français concouraient simultanément à l'exécution du service. Mais, en outre de ces trois catégories d'hôpitaux, un grand nombre de malades français, des blessés surtout, ont été reçus dans des maisons particulières, où ils étaient soignés, quelquefois par des médecins français, mais bien plus souvent par les médecins italiens.

A Alexandrie, à Gênes et à Turin seulement, se sont trouvées réunies les trois catégories d'hôpitaux que je viens de signaler ; partout ailleurs, il n'y a eu que des hôpitaux italiens ou mixtes.

A. Faits relatifs aux hôpitaux d'Alexandrie.

Ces faits sont les plus importants à cause de leur nombre et surtout de l'exactitude avec laquelle ils ont été recueillis.

S'accomplissant pour ainsi dire sous mes yeux, ils étaient, chaque jour, soumis à mon contrôle particulier.

La plus grande partie de nos troupes était réunie sur le théâtre de la guerre avant la création d'hôpitaux français : et, avant l'arrivée du personnel médical affecté aux établissements hospitaliers, nos premiers malades, comme je l'ai dit plus haut, ont été soignés, à Alexandrie, de même qu'à Turin et à Gênes, dans les hôpitaux et par les médecins du pays.

Le 18 mai, en prenant possession de mes fonctions de médecin en chef des hôpitaux d'Alexandrie, mon premier soin fut de visiter nos malades dans les hôpitaux et de connaître les ressources hospitalières de la place pour les besoins présumés de notre armée.

La ville avait un hôpital civil de 100 lits et un hôpital militaire *Divisionnaire* bien installés, mais suffisant à peine aux exigences de la garnison de la ville et des pauvres de la province, et *le collége national, le séminaire, les couvents de Sainte-Marthe et de Sainte-Claire* étaient déjà transformés en hôpitaux temporaires.

L'hôpital civil, constamment rempli, ne pouvait nous être d'aucun secours.

> L'hôpital divisionnaire contenait 400 lits.
> Le collége. 600
> Le séminaire. 300
> Sainte-Marthe. 250
> Sainte-Claire. 120

Ces cinq établissements, déjà installés, nous offraient donc de l'espace pour 1,670 malades ; mais comme, d'une part, l'administration sarde se réservait au moins 300 places, et que, d'un autre côté, afin de prévenir les funestes effets de l'encombrement qui nous menaçait déjà, nous devions faire réduire :

Le collége,   de 600 à 400 lits.
Le séminaire,   de 300 à 250
Sainte-Marthe, de 250 à 180
Sainte-Claire, de 120 à 110

Nous ne pouvions, en réalité, disposer que de 1,040 lits, nombre bien inférieur aux besoins de la place.

L'ancien couvent de Saint-Etienne, immense caserne où on logeait 1,500 soldats piémontais, était presque vide en ce moment, l'armée alliée se trouvant déjà concentrée sur la ligne du Pô. Le gouvernement sarde s'empressa de mettre cette caserne à la disposition de l'administration française, qui se mit aussitôt à l'œuvre pour la faire transformer en un hôpital qui, d'après nos calculs, serait susceptible de recevoir, dans d'assez bonnes conditions, 750 malades.

Les 750 lits de Saint-Etienne, joints aux 1,040 des autres établissements, nous donnaient un total de 1,790. Mais, l'ennemi étant pour ainsi dire aux portes de la place, et disposé, avec des forces considérables, à nous disputer ses positions, il fallait prévoir une affluence de malades bien supérieure à nos ressources.

C'était pourtant là tout ce que la ville pouvait nous offrir. Les bâtiments en voie de construction pour la bourse et l'hôpital civil étaient inachevés, trop incomplets ou trop neufs ; les autres établissements publics,—casernes, manufactures, — trop délabrés ; le couvent de Bosco trop vieux, trop délabré, trop éloigné de la ville et du chemin de fer, pour pouvoir être utilisés avec quelque avantage.

Asti et Acqui, deux petites villes charmantes, en dehors de la ligne des armées, à une trentaine de kilomètres d'Alexandrie et reliées au chef-lieu par des chemins de fer, offraient à notre administration de quoi loger et traiter, dans d'excellentes conditions d'hygiène, 1,360 malades,— 1,200 à Asti et 160 à Acqui.

C'était déjà, dans la circonscription médicale d'Alexandrie, de l'espace assuré pour 3,150 malades ; mais ce n'était pas encore assez pour les besoins présumés du service.

Le général comte Roguet, commandant supérieur d'Alexandrie, prescrit d'installer, le plus promptement possible, sur un terrain à côté de la gare du chemin de fer, des tentes pour 1,500 malades, et de choisir, à l'intérieur ou à l'extérieur des fortifications, un emplacement propre à la construction de baraques en bois pour 2,000, ce qui devait porter à 6,650 les places à donner,—nombre enfin suffisant pour faire face à toutes les éventualités de la guerre, surtout en songeant à la facilité d'évacuer les malades et les convalescents sur Gênes ou sur Turin.

Les tentes, destinées bien moins à servir d'hôpital permanent, qu'à abriter, pendant un ou deux jours, les hommes indisposés, légèrement blessés ou convalescents et susceptibles d'être dirigés de suite et sans danger sur les hôpitaux de deuxième ligne, s'élevèrent en quelques jours, par les soins de l'administration, en même temps que le génie faisait exécuter autour d'elles les travaux d'assainissement jugés indispensables.

Les glacis extérieurs des fortifications, à droite et à gauche de la route d'Acqui, furent choisis pour la construction de ces baraques. Le projet accepté, l'exécution était sur le point de commencer, lorsque la victoire de Magenta transporta tout d'un coup le théâtre de la guerre entre l'Adda et le Mincio.

Par suite de ce changement subit et presque en dehors de toute prévision, Alexandrie, cessant d'être le poste avancé de nos opérations médicales, on renonça à cette dernière construction, qui devenait naturellement inutile. Les tentes elle-mêmes sont restées inoccupées jusqu'à la fin de la campagne.

Alexandrie nous offre un exemple parfait des trois catégories d'hôpitaux dont j'ai parlé plus haut. Les hôpitaux *Divisionnaire*, du *Collége*, du *Séminaire*, de *Sainte-Marthe*, et celui de *Sainte-Claire* depuis son installation jusqu'au 12 juin, appartiennent à la catégorie des hôpitaux italiens ; Saint-Etienne, et Sainte-Claire depuis le 12 juin jusqu'au 18 octobre, à la catégorie des hôpitaux français, et Sainte-Claire, depuis le 18 octobre jusqu'à la fin de la campagne, à la catégorie des hôpitaux mixtes.

Les hôpitaux italiens d'Alexandrie ont reçu des malades français, autrichiens et piémontais (1), et les hôpitaux français et mixtes, des malades français seulement.

---

(1) Il ne sera question, dans ce travail, que des malades français et autrichiens.

Ce n'est qu'exceptionnellement, passagèrement et dans les cas d'urgence, que les médecins français ont été introduits dans les hôpitaux italiens, pour la pratique des pansements et des opérations chirurgicales, et c'est aussi pendant quelques jours seulement, — alors que le personnel médical français était tout à fait insuffisant,—que M. Arella, directeur médical des hôpitaux italiens d'Alexandrie, voulut bien mettre à ma disposition M. Piccinini, l'un des médecins placés sous ses ordres.

Dans les hôpitaux d'Asti et d'Acqui, nos malades ont toujours été soignés par les médecins du pays, et M. le docteur Alciati, médecin en chef des hôpitaux d'Asti, s'est particulièrement acquitté de ses fonctions, en ce qui touche nos soldats, avec un zèle et un dévouement dont je ne puis me dispenser de lui rendre ici publiquement hommage.

C'est dans les derniers jours d'avril que nos premières troupes mettaient le pied sur le territoire piémontais, et le 15 mai suivant, plus de cent mille Français campaient autour d'Alexandrie.

Le 2 mai, l'hôpital *Divisionnaire* recevait nos premiers malades, et, quelques jours après, le *Collége*, le *Séminaire*, *Sainte-Claire* et *Sainte-Marthe* s'ouvraient successivement et presque en même temps.

Le 20, nous comptions déjà 632 malades disséminés dans ces cinq établissements, et le 21, après le premier convoi de blessés de Montebello, nous notions le chiffre de 1,371.

A partir de ce jour, les malades arrivent jour et nuit en

grand nombre ; les hôpitaux sardes se remplissent et s'encombrent, et, pour satisfaire, dans les limites du possible, aux exigences de la situation, 1,300 militaires, pris parmi les moins gravement affectés, sont évacués, du 23 au 30, sur Gênes, où des hôpitaux français étaient déjà organisés sur une vaste échelle.

L'installation de l'hôpital français de Saint-Étienne marchait aussi vite que possible. Le 29, nous pouvions y faire admettre quelques blessés, et, le 10 juin suivant, il fut seulement possible d'y organiser un commencement de service régulier.

Grâce aux évacuations, presque quotidiennes, sur Gênes, l'effectif des malades baissait chaque jour à Alexandrie, de telle sorte que le 10 juin nous n'en comptions plus que 420 dans les six hôpitaux de la ville.

500 blessés de Magenta nous arrivent du 10 au 12. Les uns sont placés dans les hôpitaux français et les autres dans les hôpitaux sardes.

Depuis cette époque, à l'exception de 129 convalescents, entrés accidentellement dans les hôpitaux sardes, tous les malades arrivés à Alexandrie ont été reçus dans les hôpitaux français, dont l'effectif, qui a généralement flotté entre 400 et 600, n'a plus dépassé, grâce à la facilité des évacuations, malgré le nombre prodigieux des entrants, le chiffre de 983, noté les 12 et 13 août.

Le 18 mai, j'étais désigné comme médecin en chef des hôpitaux de la ville. Le 28, 2 aides-majors (1) sont détachés

____

(1) MM. Driard et Mauduit.

de leur ambulance pour me venir en aide. Le 19 juin, un des internes les plus distingués des hôpitaux de Paris (1), accouru à Alexandrie pour y voir son frère, jeune officier blessé à Magenta, vient se mettre spontanément à notre disposition et nous prête son concours aussi dévoué qu'intelligent, aussi longtemps que sa présence nous est utile, et puis, du 24 juin au 27 août suivant, nous arrivent successivement : un principal de 2ᵉ classe (2), un major de 1ʳᵉ classe (3), 6 aides-majors de 1ʳᵉ classe (4) et 19 sous-aides requis (5).

Après l'arrivée des blessés de Montebello, les cinq hôpitaux sardes étaient remplis, et le 22 mai, à 11 heures du soir, il nous restait encore 100 malades à placer. Les uns sont conduits à l'église St-Jacques et les autres à la caserne de St-Etienne où, les uns et les autres, passent, sur la paille ou par terre, le reste de la nuit.

Le *Collége* et *Ste-Marthe*, où les blessés avaient été particulièrement réunis, étaient encombrés outre mesure. St-Etienne, n'étant pas encore en état de recevoir des malades,

---

(1) M. Maurice Raynaud, aujourd'hui docteur en médecine et lauréat médaille d'or de la Faculté de Paris.

(2) M. Castano, arrivé le 25 juin.

(3) M. Boudier, arrivé le 27 août.

(4) MM. Linquette, arrivé le 23 juin ; Folie-Desjardins, le 28 ; Foutez, le 18 juillet ; Vernay, le 20 ; Chabrely et Imbert, le 21.

(5) MM. Abram, Danove, Graugnard et Lihou, arrivés le 4 juillet ; Aubin, Calovoulos, Dacquet, Deschamps, Gouzy, Lafont, Malabard, Martel, Minder, Pintaux, Rouillard, Savoye, Sergent, Touret et Walkaens, arrivés le 16.

les évacuations sur Gênes pouvaient seules rendre possible la réduction du nombre de lits dans ces deux établissements. Quand le désencombrement fut opéré, les hommes qui s'y trouvaient avaient déjà subi un commencement d'infection nosocomiale, dont les effets pathologiques, la pourriture d'hôpital chez les blessés, des accidents typhiques compliquant les maladies régnantes et même quelques cas de typhus chez les fiévreux, ne tardèrent pas à se manifester.

Le *Séminaire*, également encombré, mais moins que le *Collége* et *Ste-Marthe*, présentait aussi, mais à un moindre degré, des phénomènes non douteux d'infection nosocomiale, tandis que l'hôpital *Divisionnaire*, *Ste-Claire* et *St-Etienne*, toujours exempts d'encombrement, n'ont offert, que très-accidentellement, des cas d'intoxication typhique profonde.

Tous les blessés de Montebello avaient été placés dans les cinq hôpitaux sardes, où les premiers soins leur avaient été donnés par les chirurgiens piémontais et français. Le 12 juin, après le départ du savant professeur Cortèse, chirurgien habile et chef du service médico-chirurgical sarde de la place, il ne restait plus, dans les hôpitaux piémontais d'Alexandrie, qu'un seul homme habitué à la pratique des opérations chirurgicales, M. le docteur Restelli, chargé de la direction de Ste-Marthe, un des chirurgiens, parmi tous ceux que j'ai connus pendant la campagne, les plus habiles, les plus capables, les plus dévoués à nos soldats malades (1).

---

(1) M. Restelli a été nommé chevalier de la Légion d'honneur.

Du 10 au 12 juin, 500 blessés,—300 Français et 200 Autrichiens,—arrivent de Magenta. Les premiers sont placés à *St-Etienne* et les autres à *Ste-Marthe*. D'accord avec M. Arella, médecin en chef des hôpitaux sardes, et pour assurer à nos blessés tous les soins nécessaires à leur guérison, nous faisons transporter, le 17, ceux de *Ste-Claire* à *St-Etienne* et ceux du *Collége* et du *Séminaire* à *Ste-Marthe*.

Les statistiques comparatives des hôpitaux italiens et français soulèvent une question importante ; c'est celle de savoir laquelle de ces deux catégories d'hôpitaux offrait le plus d'avantages au double point de vue des malades et du trésor.

En France déjà, dans quelques villes dépourvues d'hôpitaux militaires, les malades de l'armée sont traités dans les hôpitaux civils et par les médecins ordinaires de ces établissements, et l'on sait que partout où ce système est adopté, quels que soient d'ailleurs le mérite et le dévouement personnels des médecins traitants, le premier inconvénient qu'on signale est *un séjour très-prolongé des malades à l'hôpital.*

Placé, en Italie, dans les conditions les plus heureuses pour l'élucidation de ce problème, j'ai dirigé une partie de mes recherches vers ce point, et je pense être surtout utile à l'administration, qui est toujours à la recherche des moyens les plus propres de concilier les intérêts du trésor et des malades, en publiant les documents que j'ai pu réunir à ce sujet.

Ier TABLEAU. — *État indiquant, par mois, le mouvement général des malades français et autrichiens dans les hôpitaux d'Alexandrie, depuis le début jusqu'à la fin de la campagne.*

ANNÉES et mois.	MALADES entrés dans les hôpitaux				MALADES décédés dans les hôpitaux			
	Sardes.	Français.	Mixte.	Total.	Sardes.	Français.	Mixte.	Total.
Mai 1859.	3,203	74	»	3,277	43	2	»	45
Juin.	494	953	»	1,447	118	12	»	130
Juillet.	»	2,099	»	2,099	19	14	»	33
Août.	129	3,595	»	3,724	2	13	»	15
Septembre . .	»	1,279	»	1,279	1	8	»	9
Octobre.	»	74	42	116	»	2	1	3
Novembre. . . .	»	»	79	79	»	»	3	3
Décembre. . . .	»	»	55	55	»	»	2	2
Janvier 1860. .	»	»	54	54	»	»	2	2
Février. . .	»	»	58	58	»	»	4	4
Mars.	»	»	36	36	»	»	1	1
Avril. . . , . .	»	»	68	68	»	»	2	2
Mai.	»	»	45	46	»	»	1	1
Totaux. . .	3,826	8,074	438	12,338	183	54	16	250
Totaux rectifiés.	3,734	8,102	502					

83 malades, ayant été transportés, à diverses époques et pour des motifs divers, des hôpitaux sardes dans les hôpitaux français, 9 de Ste-Marthe, le jour de sa suppression, à Ste-Claire, et 55 de St-Étienne, le jour de sa suppression, à Ste-Claire, ne devant figurer que dans la statistique du dernier établissement où ils ont été soignés, les totaux des entrants, dans les trois catégories d'hôpitaux d'Alexandrie, doivent être rectifiés de la manière suivante : hôpitaux sardes, 3,734 au lieu de 3,826; hôpitaux français, 8,102 au lieu de 8,074; hôpitaux mixtes, 502 au lieu de 438; ce qui donne une mortalité de : 4,87 sur 100 dans les premiers, 0,63 dans les seconds et 3,18 dans le troisième.

IIe TABLEAU. — *Etat indiquant, par groupes de maladies, le mouvement général des malades dans les hôpitaux d'Alexandrie, depuis le début jusqu'à la fin de la campagne.*

GROUPES des maladies.	MALADES entrés dans les hôpitaux				MALADES décédés dans les hôpitaux				RAPPORT des malades aux décédés sur 100.
	Sardes.	Français.	Mixte.	Total.	Sardes.	Français.	Mixte.	Total.	
Fiévreux..	2,073	5,524	303	7,900	73	36	13	122	4,54
Blessés. .	1,429	2,236	68	3,733	110	15	3	128	3,41
Vénériens	493	332	126	651	»	»	»	»	»
Galeux...	39	10	5	54	»	»	»	»	»
Totaux.	3,734	8,102	502	12,338	183	51	16	250	2,02

Fiévreux. La mortalité des fiévreux a été de :

3,52 sur 100 dans les hôpitaux sardes.
0,65 sur 100 dans les hôpitaux français.
4,29 sur 100 à l'hôpital mixte.

La mortalité de 4,29 sur 100 à l'hôpital mixte s'explique par le nombre des entrants par évacuation le jour de la suppression de St-Etienne et parce que, depuis son installation jusqu'à sa suppression, il n'y a plus eu, que très-exceptionnellement, des évacuations.

A l'exception de 45, placés à St-Etienne, tous les fiévreux du mois de mai ont été reçus dans les hôpitaux sardes. En juin ils sont partagés entre les hôpitaux sardes et les hôpitaux français. En juillet et jusqu'au 18 octobre, à l'exception de 129 convalescents admis dans les hôpitaux sardes, ils ont été placés dans les hôpitaux français, et, du 18 octobre jusqu'à la rentrée des troupes, ils ont tous été reçus à l'hôpital mixte de Ste-Claire.

33 fiévreux, tous gravement atteints, ont été évacués des

hôpitaux sardes aux hôpitaux français, et 36 de l'hôpital français de St-Etienne, le jour de la suppression, à l'hôpital mixte de Ste-Claire.

340 ont obtenu des congés de convalescence pour se rendre dans leurs familles ; tous les autres sont sortis pour rentrer directement à leurs corps, en Italie, en France ou en Algérie.

Blessés. Sur les 3,733 blessés, 2,472 ont été frappés à l'ennemi et 1,261 en dehors des conditions réelles de la guerre. Les premiers ont fourni 127 décès et les autres 1 décès seulement.

Sur les 2,472 blessés de guerre, 525 ont été traités dans les hôpitaux sardes, 1,935 dans les hôpitaux français et 126 à l'hôpital mixte ; et, sur les 1,261 blessés ordinaires, 904 dans les premiers, 301 dans les seconds et 56 dans le troisième.

La mortalité des blessés a été de :

> 7,69 sur 100 dans les hôpitaux sardes.
> 0,71 sur 100 dans les hôpitaux français.
> 3,42 sur 100 à l'hôpital mixte.

A l'exception de 29, reçus à St-Etienne le 29 mai, les blessés de Montebello, au nombre de 409, ont été placés dans les hôpitaux sardes, et ceux de Magenta dans les hôpitaux français, à l'exception de 176 Autrichiens envoyés dans les hôpitaux sardes.

Tous les blessés autrichiens, au nombre de 312, ont été traités dans les hôpitaux sardes.

50 blessés ont été évacués des hôpitaux sardes aux hôpi-

taux français, 9 de Ste-Marthe et 3 de St-Etienne, le jour de leur suppression, à Ste-Claire.

Sur les 2,472 blessés de guerre, 2,160, qui ont fourni 69 décès, étaient Français, et 312, qui ont donné 58 décès, Autrichiens.

Les blessés de Montebello, envoyés à Alexandrie presque aussitôt après le combat et après avoir reçu les premiers soins sur les lieux, étaient généralement plus gravement atteints que ceux de Magenta, lesquels ne nous arrivaient, en général , les uns qu'après un séjour déjà prolongé dans d'autres hôpitaux, et beaucoup d'autres qu'à l'état de convalescence.

Les 2,160 blessés français sont arrivés à Alexandrie : 278 en mai, 357 en juin, 706 en juillet, 615 en août, 184 en septembre et 20 seulement à partir de cette date.

Les 278 entrants du mois de mai et 189 du mois de juin nous ont été envoyés presque aussitôt après avoir été blessés ; les autres nous arrivaient, généralement, guéris ou en assez bon état pour être de suite évacués sur France.

Sur les 312 Autrichiens, 136, arrivés de Montebello, étaient très-gravement blessés, et 176, venus de Magenta, n'avaient, en général, que des blessures très-légères. Il y avait 304 sous-officiers, caporaux ou soldats qui ont fourni 58 décès ou 19 sur 100, et 8 officiers,—MM. Spielberger de Spilleval, lieutenant-colonel ; Hutter et Petzi, capitaines ; Hollub, Thecwalt, lieutenants ; baron Ungelter, Pauer et Schéer, sous-lieutenants, —qui ont tous guéri.

Vénériens et galeux. Les vénériens et les galeux, n'offrant aucun intérêt pratique, ne figurent ici que pour ne pas laisser de lacunes dans notre travail. Les vénériens, très-nombreux au début, rares à l'époque des combats, se sont multipliés de nouveau après la conclusion de la paix. C'est là d'ailleurs la marche habituelle des affections exceptionnelles et sans importance.

*IIIᵉ Tableau. — *État indiquant, selon leur provenance, le mouvement général des malades dans les hôpitaux d'Alexandrie.*

ENTRANTS par :	MALADES entrés dans les hôpitaux				MALADES décédés dans les hôpitaux				Rapport des malades aux décédés sur 100.
	Sardes	Français.	Mixte.	Total.	Sardes.	Français.	Mixte.	Total.	
Billet. . .	2,308	4,702	449	4,429	70	48	44	99	2,23
Evacuat. .	4,426	6,400	83	7,909	443	33	5	454	4,90
Totaux.	3,734	8,402	502	42,338	483	54	46	250	2,02

Entrants par billet. Les entrants par billet n'avaient reçu aucun traitement antérieurement à leur arrivée. Ils provenaient des troupes en station ou de passage à Alexandrie. Toutes les armes en ont fourni, mais surtout l'artillerie, les infirmiers et les ouvriers d'administration.

La mortalité des entrants par billet a été de :

3,03 sur 100 dans les hôpitaux sardes.
1,05 sur 100 dans les hôpitaux français,
2,62 sur 100 à l'hôpital mixte.

C'est surtout chez les entrants de cette catégorie que nous avons pu étudier les caractères des maladies régnantes.

Jusqu'à la fin du mois de juin, tous les entrants par billet ont été reçus dans les hôpitaux sardes, pendant le mois de juillet dans les hôpitaux sardes et français, depuis le 1ᵉʳ août jusqu'au 18 octobre dans les hôpitaux français, et depuis cette époque jusqu'à la fin de la campagne à l'hôpital mixte de Ste-Claire.

Entrants par évacuation. La mortalité des entrants par évacuation a été de :

> 7,92 sur 100 dans les hôpitaux sardes.
> 0,51 sur 100 dans les hôpitaux français.
> 6,02 sur 100 à l'hôpital mixte.

Sur 7,909 malades arrivés à Alexandrie par évacuation,

> 5,368, provenant de Milan, ont fourni. . . . . 16 décès.
> 1,016. . . . . . de Montebello ou de Woghera. . . 113
> 593. . . . . . de Pavie. 1
> 262. . . . . . de Plaisance. 1
> 120. . . . . . de Vigévano. . . . . »
> 478. . . . . . de Magenta. 16
> 28. . . . . . de Vercelli. 2
> 19. . . . . . de Tortone. 4
> 2. . . . . . d'Asti. . . . . »
> 2. . . . . . d'Acqui. . . . . »
> 21. . . . . . de Novi. . . . . »

Les évacuations des malades d'un lieu sur un autre, constituent un des points importants du service sanitaire des armées en campagne.

En Italie, pendant toute la durée de la guerre, les évacuations n'étaient, pour ainsi dire, qu'une partie secondaire du service médical ; leur importance réelle n'a commencé que plus tard.

Après la conclusion de la paix, le gros de l'armée, en rentrant en France et en Algérie, laisse, dans les hôpitaux de la Lombardie et du Piémont, un grand nombre de malades en traitement. Aussitôt des ordres sont donnés pour faire diriger sur France, le plus promptement possible, tous les hommes appartenant aux corps déjà rentrés. De là s'établit un immense mouvement de convalescents et de blessés, de presque tous les points de la Lombardie et du Piémont sur Gênes, et de Gênes sur Toulon et Marseille.

Au début de cette grande opération, les militaires renvoyés en France, arrivaient, de tous côtés, directement, à Gênes, où des établissements pour les recevoir étaient organisés en conséquence, où des mesures étaient prises pour leur embarquement.

A leur passage à Alexandrie, un des médecins de la place, désigné chaque jour par le médecin en chef, était chargé de les visiter avec soin et de faire transporter, dans les hôpitaux de la ville, ceux qu'il jugeait trop faibles ou trop malades pour continuer la route jusqu'à Gênes. C'est tout au plus si, par convoi de 150 à 200, il y en avait un ou deux ayant besoin de stationner à Alexandrie.

Ce système fut bientôt remplacé par un autre, consistant à faire d'Alexandrie un centre d'évacuation, c'est-à-dire à diriger sur cette place tous les hommes évacués, n'importe d'où, et à les renvoyer, le lendemain et le surlendemain de leur arrivée, à Gênes.

Pour mettre le lecteur à même de se faire une juste idée de l'importance que ces évacuations donnaient à Alexandrie, il suffira de constater que, du 16 juillet au 28 septembre, — 74 jours, — il y a eu, dans les hôpitaux de cette place,

5,451 entrants et 5,831 sortants par évacuation, ce qui constitue un mouvement de 152 malades ou convalescents par jour en moyenne, sans compter ni les entrants ni les sortants par billet.

En outre, 2,458 hommes sont arrivés par évacuation à Alexandrie avant le 16 juillet ou après le 28 septembre, ce qui porte à 7,909 le chiffre des entrants par évacuation ; et 1,841 ont été évacués des hôpitaux de cette ville avant ou après les deux époques précitées, ce qui élève à 7,672 le nombre de sortants par évacuation.

Durée du séjour des malades dans les hôpitaux. — D'après mes calculs, qui se rapprochent beaucoup de la vérité, la durée moyenne du séjour des malades à l'hôpital a été de :

11 jours dans les hôpitaux sardes.
6 jours dans les hôpitaux français.
19 jours à l'hôpital mixte.

Je dois faire remarquer ici, au sujet de la durée du séjour des malades à l'hôpital, que si les hôpitaux français et sardes se trouvaient dans des conditions analogues au point de vue des évacuations, l'hôpital mixte différait notablement d'eux, en ce sens que, dans les premiers, la règle était d'évacuer sur Gênes les malades aussitôt qu'ils étaient jugés en état de supporter le voyage, tandis que le dernier n'a été établi qu'à une époque où les évacuations n'étaient qu'exceptionnelles, où les malades ne quittaient généralement l'hôpital que pour aller reprendre leur service, c'est-à-dire que lorsque leur guérison était complète.

B. Faits relatifs aux hôpitaux de l'armée en général.

Pendant toute la durée de la partie active de la campagne, notre savant inspecteur, M. le baron Larrey, était le médecin en chef de l'armée. M. Boudin, jusqu'alors médecin en chef des hôpitaux de Gênes, a succédé à M. Larrey dans les premiers jours du mois d'août. J'ai été appelé à la succession de M. Boudin à la fin du mois d'octobre, et j'ai eu moi-même pour successeur, à la fin de janvier, époque de ma rentrée en France, M. Isnard, qui n'a quitté l'Italie qu'après le départ des dernières troupes.

Des changements si rapprochés rendent difficile la réunion des documents nécessaires à la création de l'histoire médicale de l'armée d'Italie. Parmi ceux que j'ai pu recueillir et que je vais reproduire, les uns ne sont relatifs qu'au temps qu'ont duré mes fonctions de médecin en chef de l'armée, tandis que d'autres embrassent une plus grande partie ou même toute la durée de la campagne. Les uns et les autres ont leur importance, en songeant surtout à leur extrême généralité.

Deux cent mille hommes environ ont pris une part plus ou moins directe à la guerre d'Italie.

Partout, comme je l'ai déjà dit plus haut, nos premiers malades ont été reçus dans les hôpitaux sardes et traités par les médecins du pays. Partout aussi, si ce n'est à Alexandrie, à Gênes et à Turin, les hôpitaux italiens ou mixtes ont continué de recevoir nos malades jusqu'à la fin de la campagne.

Après l'organisation du corps d'observation, composé de 60,000 hommes environ, une partie du personnel médical est rentrée en France, et l'autre est restée pour les besoins présumés du service.

A la fin d'octobre, en prenant la direction médicale du service sanitaire de l'armée, mon personnel des hôpitaux et des ambulances se composait de 80 médecins : 1 principal de première classe, M. Isnard; 8 principaux de deuxième classe : MM. Castano, Leuret, Cuvelier, Molard, Lagrave, Catteloup, Grammacini et de Santi ; 7 majors de première classe : MM. Gerrier, Laforêt, Blanvillain, Fropo, Martenot de Cordoux, Buschaert et Netter; 34 aides-majors de première classe : MM. Morand, Gronnier, Herbecq, Courbet, Marlier, Folie-Desjardins, Miche, Roustans, Nuzillat, Lefèvre, Balansa, Bagnol, Didelot, Thierry de Maugras, Aubert, Bresse, Lobstein, Vernay, Mulot, Viscaro, Lymayrac, Drappier, Guiche, Fontez, Leroy, Maffre, Costa, Fretin, Creutzer, Imbert, Riolacci, Rioublant, Meige et Guérard; 3 aides-majors de deuxième classe : MM. L'Honneur, Schutzenberger et Libermann ; 34 sous-aides requis : MM. Albespy, Barracand, Bénazet, Blanc-Salvy, Contesse, Croizet, Crouillebois, Delguey, Duhamel, Dujardin-Baumets, Durand, Girard, Gravier, Horand, Jacquemot, Jouve, Lafont, Lavaysse, Lefèvre, Lenoir, Pégand, Périmond, Philippart, Pidoux, Pintaux, Prévost, Puyo, Pujol, Roussel, Savornin, Simon, Sost-Lafont, Thessonnière et Thion.

Peu de jours après, MM. Castano, Gerrier, Gronnier,

Leroy, Guirard et Libermann partaient pour la Chine, M. Netter pour la France et M. Costa pour l'Algérie.

Après cette réduction du personnel, il me restait encore 79 médecins, c'est-à-dire un nombre suffisant pour assurer un service d'au moins 4,000 malades, dont le chiffre ne s'élevait, à la date du 1er novembre, qu'à 3,721 pour tous les hôpitaux.

Les hôpitaux d'Asti, de Bergame, de Côme, de Créma, de Crémone, de Lodi, de Milan, de Novi, de Plaisance et de Vercelli, offrant ensemble un effectif de 2,667 malades, étaient desservis par les médecins et l'administration du pays; ceux de Gênes, dont l'effectif était de 402, par l'administration et les médecins français; et ceux d'Alexandrie, de Brescia, de Casal-Maggiore, de Novare, de Pavie et de Turin, d'un effectif de 652 malades, par les médecins français et l'administration du pays.

Nous retrouvons donc encore ici les trois catégories d'hôpitaux français, italiens et mixtes; mais comme il n'y a plus que Gênes où le service soit confié à l'administration et aux médecins français, nous pouvons comprendre dans la même catégorie les hôpitaux français et mixtes, et appeler *hôpitaux français* ceux où le service médical est fait par les médecins français, et *hôpitaux italiens* ceux où le service médical est encore confié aux médecins italiens.

Après avoir pris l'avis de l'administration et m'être assuré son concours à cet égard, dans mon rapport du 21 novembre à M. le maréchal commandant en chef, j'émettais le vœu « que les médecins français fussent substitués, dans le plus bref délai possible, aux médecins italiens, comme médecins traitants, dans les hôpitaux de l'armée. »

Ce conseil promptement compris et approuvé, cette substitution s'opéra bientôt partout, excepté à Asti, à Côme, à Créma, à Lodi et à Vercelli, postes peu importants sous le rapport du nombre des malades, dont l'effectif ne s'élevait, le 20 novembre, qu'au chiffre de 303, et bien partagés d'ailleurs sous celui des résultats cliniques obtenus.

Voici quelques faits de nature à démontrer l'utilité de cette réforme.

A. *Nombre des malades et des décès dans l'armée en général.*—Sur un effectif de 200,000 hommes, il y a eu, depuis le début jusqu'à la fin de la campagne, 198,784 entrées aux hôpitaux ou aux ambulances ; mais, 72,831 malades ayant été évacués d'un établissement sur un autre, le chiffre réel des entrants est de 125,950, qui ont fourni 4,698 décès. Les militaires tués sur le champ de bataille ne sont pas compris dans ce chiffre de 4,698. Sur les 125,950 malades, il y a eu, d'après la statistique officielle fournie par le ministère de la guerre et rapportée par M. le baron H. Larrey dans sa notice sur les hôpitaux militaires, lue à l'Académie de médecine, 13,474 blessés français ; — 504 à Montebello, 233 à Palestro, 25 à Turbigo, 3,223 à Magenta, 180 à Ponte-Vecchio, 734 à Melegnano et 8,530 à Solferino. — En portant à 12,476 le nombre des blessés ordinaires, des vénériens et des galeux, nous arrivons au chiffre rond et très-approximatif de 100,000 fiévreux traités dans tous les hôpitaux de l'armée.

B. *Mortalité des hôpitaux français comparée à celle des hôpitaux italiens.* — Sur les 125,950 malades, 74,324 ont été reçus dans les hôpitaux italiens et 51,626 dans les hôpitaux français. Les 74,324 malades traités dans les premiers ont fourni 3,495 décès ou 4,70 sur 100, et les 51,626 entrés dans les seconds 1,203 décès ou 2,32 sur 100.

Du 20 octobre 1859 au 20 novembre suivant, époque à laquelle il n'y avait encore rien de changé dans le fonctionnement du service médical des hôpitaux, j'ai noté, d'après les rapports généraux des médecins en chef de ces établissements, 99 décès sur 3,086 sortants ou 3,20 sur 100 dans les hôpitaux italiens, et 52 décès sur 2,269 sortants ou 2,29 sur 100 dans les hôpitaux français.

C. *Durée du traitement dans les hôpitaux italiens et français.* — Dans le même laps de temps, du 20 octobre au 20 novembre, la durée moyenne était de 58 jours dans les hôpitaux italiens : —36 à Asti, 45 à Bergame, 66 à Côme, 24 à Créma, 58 à Crémone, 37 à Lodi, 73 à Milan, 26 à Novi, 61 à Plaisance et 26 à Vercelli ; de 24 jours dans les hôpitaux français : —17 à Alexandrie, 35 à Brescia, 20 à Casal-Maggiore, 18 à Gênes, 31 à Novare, 34 à Pavie et 72 à Turin. Alexandrie avait, sous le double rapport de la nature des maladies et du nombre relatif de fiévreux et de blessés, la plus grande analogie avec Bergame, Casal-Maggiore avec Lodi, Brescia avec Milan, Pavie avec Crémone et Plaisance. Et, en mettant de côté Côme, qui était un simple dépôt de convalescents, Gênes, où aboutissaient tous les évacués sur France et qui n'était par conséquent, le plus souvent, qu'un lieu de passage, et Turin, où l'on ne trouvait plus que quelques blessés gravement atteints, nous arrivons à une moyenne de 38 jours de traitement dans les hôpitaux italiens et de 28 dans les hôpitaux français.

Par suite de cette substitution générale des médecins français aux médecins italiens, comme médecins traitants, dans les hôpitaux de l'armée, la mortalité et la durée du traitement dans les deux catégories d'hôpitaux ont cessé de suite d'offrir le contraste frappant que je viens de signaler, et la durée moyenne du séjour des malades dans tous les hôpitaux réunis, qui était de 46 jours en décembre, est subitement tombée à 32 jours en janvier, 31 jours et demi en février, 29 jours en mars et 19 jours en avril. Mais cet abaissement extrême, noté en avril, doit être attribué à la rentrée définitive des troupes et à l'évacuation sur France de tous les malades aussitôt qu'ils étaient jugés en état de supporter le voyage.

CHAPITRE DEUXIÈME.

ÉTIOLOGIE.

Le choléra fut le premier ennemi de l'armée d'Orient. Avant la bataille de l'Alma, il avait déjà décimé les premières divisions, et jusqu'à la fin de la campagne il n'a pas cessé de lui faire des victimes.

En Italie, point de ces influences occultes préparant sourdement de grandes épidémies. Les conditions ordinaires et prévues de la guerre, les conditions de climat, de localité et de saison, de privations, de fatigues, d'agglomération et d'encombrement, sont les seules influences pathogéniques auxquelles l'armée ait été soumise pendant toute la durée de la campagne.

C'est à la fin d'avril 1859 que nos troupes commençaient leurs premiers mouvements de départ, et déjà le 15 mai suivant, elles étaient réunies aux environs d'Alexandrie. Une partie de ces troupes venait de France et l'autre de l'Algérie ; les unes étaient arrivées par mer et les autres par terre en traversant les Alpes. A la fin de juillet, après la conclusion de la paix, l'armée rentrait en France ou en Algérie, à l'exception de soixante mille hommes restés en Lombardie et en Piémont, comme armée d'observation, jusqu'aux premiers jours du mois de mai 1860. De sorte que, au point de vue étiologique, la campagne d'Italie se divise naturellement en deux périodes : 1° *la période active* ou période de mouvements et de combats, 2° *la période passive* ou période d'observation et de repos.

Les conditions de mauvaise alimentation, de fatigues et de privations ont été si passagères ou si peu profondes qu'elles méritent à peine d'être énoncées à titre de causes morbifiques. Chacune d'elles peut avoir agi accidentellement sur tel ou tel individu, mais elles sont toujours restées sans influence notable sur les masses ; de telle sorte que la question étiologique de l'armée d'Italie se réduit, pour ainsi dire, à l'examen des qualités sensibles et insensibles de l'atmosphère au sein de laquelle elle a vécu. C'est l'étude à laquelle je vais me livrer, en lui donnant les détails que son importance réclame.

Qualités sensibles de l'atmosphère. — C'est dans la vallée du Pô qu'ont été particulièrement concentrés et le théâtre de la guerre et le campement des troupes. Cette vaste plaine, limitée à l'est par l'Adriatique, et de tous les autres côtés par cette remarquable ceinture de collines et de montagnes, que les chaînes des Alpes et des Apennins tracent si régulièrement autour d'elle, qui est sans contredit une des plus riches et des plus fertiles du monde, a une longueur de 600 kilomètres de l'est à l'ouest, une largeur de 160 kilomètres du nord au sud et une superficie totale de mille myriamètres carrés.

Le Pô et ses nombreux affluents, — la Dora, le Tanaro, la Bormida, la Sésia, la Scrivia, le Tessin, le Mincio, etc., — en répandant, dans cet immense bassin, par le fait de la configuration de son sol et d'un remarquable système d'irrigation, une fertilité peu commune, saturent aussi son atmosphère d'humidité et d'effluves qui ne sont pas sans influence sur ses habitants.

A part des nuances sans importance au point de vue pathogénique, les conditions climatériques sont les mêmes dans tous les grands centres de ce bassin ; et, comme c'est la température qui domine toutes les autres qualités sensibles de l'air, il suffira de rappeler, pour se faire une juste idée de son climat, quelle est la distribution générale de la chaleur dans quelques uns de ses centres les plus importants, — Alexandrie, Milan, Brescia et Pavie, par exemple :

SAISONS.	TEMPÉRATURE MOYENNE A			
	Alexandrie.	Milan.	Brescia.	Pavie.
Printemps. Mars, avril et mai. .	12°,29	12°,95	13°,54	13°,60
Été. . . . Juin, juillet et août.	23°,17	24°,74	22°,03	22°,80
Automne.. Sept., octob. et nov.	12°,49	13°,46	13°,80	12°,60
Hiver. . . Déc. janv. et fév. .	0°,44	1°,10	2°,71	1°,90
Moyennes annuelles. . .	12°,10	12°,36	13°,04	12°,78

Ainsi, dans toute la vallée du Pô, les hivers sont très-froids, les étés très-chauds et les deux saisons intermédiaires tempérées et très-variables. Les chaleurs commencent d'ordinaire au mois de juin et continuent jusqu'à la fin de septembre, époque vers laquelle les pluies rafraîchissent rapidement l'atmosphère. Les froids arrivent, presque toujours, subitement, en décembre et persistent le plus souvent jusqu'aux premiers jours de mars. Mars et novembre, dont la chaleur moyenne est d'environ 6°, participent plutôt des qualités de l'hiver, tandis que mai et septembre, dont la température moyenne est de 18° environ, participent plutôt des qualités de l'été.

Ajoutez à ces caractères relatifs à la température, une grande humidité de l'air, des neiges fréquentes et abondantes en hiver, des pluies abondantes et fréquentes au printemps et à l'automne, l'absence presque totale de vents violents en toutes saisons, et vous aurez une idée assez nette du climat normal de la haute Italie.

Observations recueillies à Alexandrie pendant la campagne, du 1er mai 1859 au 30 avril 1860 (1).

Température moyenne du printemps. . . . 12,1
Idem,   *idem,*   de l'été. 23,7
Idem,   *idem,*   de l'automne 12,8
Idem,   *idem,*   de l'hiver. . . . . . — 2,1

Le maximum le plus élevé, 36°, a été observé le 4 juillet, et le minimum le plus bas,— 17,8°, le 21 décembre. Juillet est aussi le mois qui a offert la moyenne la plus élevée et décembre la moyenne la plus basse.

Excepté le mois d'août, où la décroissance de la chaleur s'est opérée avec une grande régularité, la température a été généralement irrégulière ; elle a présenté même parfois des variations assez notables en sens inverse de sa marche normale.

Les moyennes quotidiennes ont été 46 fois au-dessous de zéro — 1 fois en novembre, 19 en décembre, 18 en janvier, 7 en février et 1 en mars.

Les maxima quotidiens ont été : 347 fois au-dessus de zéro, 15 fois au-dessus et 3 fois à zéro ; et les minima : 260 fois au-dessus de zéro, 97 au-dessous et 8 à zéro. Les minima au-dessous de zéro ont été observés : 12 fois en novembre, 27 en décembre, 26 en janvier, 24 en février et 8 en mars.

Le maximum le plus élevé étant 36° et le minimum le plus bas — 17, 8, l'écart entre les deux températures extrêmes est de 53°, 8.

____

(1) Ces observations ont été recueillies, avec beaucoup de soin, par M. Lafont, médecin sous-aide requis.

Le premier minimum au-dessous de zéro a été noté le 13 novembre et le dernier le 15 mars. Des minima au-dessous de zéro ont donc été notés pendant une période de 122 jours, qui a offert 97 minima au-dessous, 19 au-dessus et 6 à zéro.

Les fluctuations journalières n'ont pas été généralement considérables. L'écart le plus étendu a été de 18, 5°, observé le 2 septembre. Les variations de 14, 15 et 16° étaient assez fréquentes en été, et celles de 7, 8, 9, 10, et 11 en hiver.

Pression.—Le plus fort maximum barométrique, observé le 9 janvier à 9 heures du matin, est de 768, 58, et le plus bas minimum noté le 2 décembre, de 734, 24,-34, 34 de différence entre les deux points extrêmes. Ce minimum n'a pas été subit, car depuis trois jours le baromètre baissait ; mais il a offert cette singulière coïncidence, qu'à partir de ce jour la terre est restée couverte de neige jusqu'au 17 mars suivant. Avant le 2 décembre, il était déjà tombé de la neige, mais jusqu'alors elle s'était toujours fondue en tombant ou peu après.

Les oscillations barométriques, généralement fort irrégulières, ont présenté d'autres fois une régularité remarquable ; c'est ainsi que, du 12 au 16 septembre, les moyennes journalières ont successivement baissé de 755,18 à 754,12-, 749,25-745,93 et 742,92 ; et que du 9 au 13 novembre, elles se sont aussi successivement élevées de 749,64 à 755,16-759, 51-762,80 et 763, 58.

Le 25 décembre, à six heures du soir, la hauteur barométrique était de 749,25, et le lendemain, à 6 heures du

matin, à 739,89-9,36 de différence; c'est le plus grand écart
du baromètre survenu brusquement. Le 25, le vent était à
l'ouest et il était tombé un peu de neige; dans la nuit du 25
au 26, le vent avait diminué d'intensité et il était tombé
29 centimètres de neige.

Les plus fortes oscillations en hausse entre deux observations consécutives ont été : de 7,62 dans la nuit du 28
au 29 janvier, de 9, 77 dans celle du 6 au 7 février à la suite
d'une éclipse de lune qui s'était terminée à 4 heures 29 m.
du matin, et de 10,01 dans la matinée du 22 au 23 février.
Celle-ci avait coïncidé avec un vent violent de nord-ouest et
un abaissement hygrométrique de 98 à 70.

Humidité.—L'humidité absolue de l'atmosphère a aug-
menté, régulièrement, avec l'élévation de la température et
dans les mêmes proportions, de janvier à juillet, et elle a diminué, avec la même régularité, de juillet à janvier.

L'humidité relative est peu importante à noter. Il n'y a
pas eu de mois sans brouillards ou sans pluie, et pour peu
que la pluie durât et que la température baissât de quelque
degrés, l'atmosphère arrivait promptement à un état voisin
de la saturation. Cet état de saturation, accidentel et éphé-
mère en été, était très-fréquent en hiver.

Il y a eu, en général, une relation assez suivie entre le
nombre des jours de pluie et la quantité d'eau tombée;
cependant, en mars, où il y a eu 4 jours pluvieux, il n'est
tombé que 3 mill. d'eau.

Des orages ont eu lieu : le 12 mai avec pluie insignifiante,
le 22 sans pluie, le 26 avec pluie abondante; le 16 juin

sans pluie; le 15 août avec quelques gouttes d'eau, le 29 avec 6 mill. d'eau; le 10 septembre avec 95 mill. d'eau, le 17 avec 20 mill., le 18 avec 85 et le 29 avec 30.

En novembre il est tombé de la neige les 17, 18 et 19, et en décembre les 2, 3, 13, 14, 15, 19, 20, 23, 24 et 25.

Vents. — Sur 1,098 observations, les vents ont soufflé :

474 fois ou 43 fois sur 100 du côté nord (nord, N. E. et N. O.).
360 fois ou 33 fois sur 100 du côté sud (sud, S. E. et S. O.).
307 fois ou 26 fois sur 100 du côté est (est, N. E. et N. O.).
447 fois ou 40 fois sur 100 du côté ouest (ouest, N. O. et S. O.).

Les vents du nord et d'ouest ont été surtout fréquents en hiver, et les vents du sud en mai, juin et juillet, c'est-à-dire, pendant la période active de la campagne.

La pluie a coïncidé : 25 fois sur 100 avec les vents du nord, 21 fois avec les vents d'ouest, 14,6 fois avec les vents du nord-ouest, 12,5 fois avec les vents du nord-est, 8 fois avec les vents du sud, 8 fois avec les vents du sud-est, 9 fois avec les vents de sud-ouest et 3,4 fois avec les vents d'est.

Les vents du nord et surtout ceux du nord-ouest sont ceux qui ont amené les grandes pluies, et, la plus grande sécheresse a toujours coïncidé avec le règne des vents d'est et de nord-est.

État du ciel. — Sur 1,098 observations, le ciel s'est montré : *serein* 556 fois ou 50 fois sur 100, *nuageux* 60 fois ou 5 fois sur 100, *couvert* 318 fois ou 27 fois sur 100, *pluvieux* ou *neigeux* 102 fois ou 9 fois sur 100; avec brouillard 60 fois ou 5 fois sur 100.

Nous pouvons résumer de la manière suivante la marche et les caractères des saisons, pendant la campagne d'Italie, dans les localités de la Lombardie et du Piémont, occupées par nos troupes.

Printemps. — Température variable, plutôt froide que chaude; atmosphère humide; pluies froides et fréquentes.

Été. — Arrivé subitement; très-sec et excessivement chaud; chaleur continue et très-prolongée; ciel générale·ment serein et parfois orageux.

Automne. —Chaud et prolongé; pluies d'orage fréquentes et froides, mais généralement suivies du retour de fortes chaleurs.

Hiver. —Subit, sec, long et rigoureux; froid très-vif et d'une continuité remarquable; une grande quantité de neige tombée en novembre, mais surtout en décembre, dont la terre est restée couverte depuis le 2 décembre jusqu'au 14 mars suivant.

Ajoutons, 1° que pendant le mois d'avril 1859, époque du départ des troupes, le sommet des Alpes était encore couvert de neige; que la température, généralement basse, a varié entre 0,5 et 25° — moyenne 13°—et la pression entre 762,03 et 735,74 — moyenne 747,87; que les vents, généralement calmes et variables, soufflaient particulièrement de l'ouest et du nord-ouest; qu'il y a eu 5 jours de pluie et qu'il est tombé 45 mill. d'eau; 2° que pendant le mois de mai 1860, époque de la rentrée de nos derniers soldats, la température, généralement élevée, a oscillé entre 8 et 27° — moyenne

17° — la pression atmosphérique entre 758,71 et 748,07 — moyenne 751,71 — et l'humidité absolue entre 14,76 et 7,83 — moyenne 11,73 ; qu'il y a eu 5 jours de pluie et 36 mill. d'eau tombée ; qu'enfin les vents du sud et du nord ont été de beaucoup les plus fréquents.

Qualités insensibles de l'atmosphère. — Disons maintenant quelques mots des miasmes insaisissables, altérant l'atmosphère et dont celle-ci n'était que le véhicule. Ces miasmes sont de deux sortes : les miasmes végétaux et les miasmes animaux.

Dans les plaines de la Lombardie et du Piémont, les cours d'eau, les uns mal encaissés et sujets à de fréquents débordements, et presque tous admirablement disposés pour les irrigations, sont en grand nombre. Ces plaines, en outre, sont sillonnées d'innombrables canaux, de fossés, de nappes d'eau destinées à la culture du riz et des plantes fourragères, que les pluies abondantes du printemps avaient notablement grossis, que les chaleurs de l'été avaient totalement ou en partie desséchés et transformés en un vaste laboratoire d'émanations paludéennes, laboratoire auquel les pluies précoces et les chaleurs persistantes de l'automne avaient donné une nouvelle activité. C'est sur les bords du Pô et du Mincio, où nos troupes ont plus particulièrement campé aux diverses époques de la campagne, que ces foyers d'effluves palustres étaient le plus répandus et le plus actifs.

A l'influence pathogénique de la chaleur accablante du jour, contrastant souvent avec la fraîcheur humide de la nuit, de ces effluves palustres saturant, pour ainsi dire, l'atmosphère, venait s'ajouter une autre cause, cause heureusement toujours superficielle ou limitée : les miasmes résultant de l'agglomération ou de l'encombrement, de la putréfaction de cadavres et de détritus animaux de toute sorte, toujours répandus en grande quantité à la surface du sol, au voisinage des camps. Mais si, à Alexandrie, à Vigevano et dans quelques autres lieux où les malades étaient accumulés en grand nombre, on a pu redouter, par instants, l'invasion du typhus épidémique, l'intoxication miasmatique animale, assez généralisée pour faire entrer l'élément typhique, à titre de complication ou d'accident, dans la constitution de l'armée, n'a été nulle part, grâce aux mesures prophylactiques prises de bonne heure, assez profonde, pour engendrer une véritable épidémie typhique.

Le corps d'observation, une fois dispersé dans ses cantonnements de Milan, de Brescia, d'Alexandrie, de Bergame, de Lodi, de Crémone, de Pavie, de Plaisance et de quelques autres points moins importants de la Lombardie et du Piémont, s'est trouvé, jusqu'à la fin de la campagne, à peu près dans les mêmes conditions d'alimentation, de vêtements et d'exercice qu'en France et en Algérie; mais il a continué d'être soumis, à des degrés différents, selon les localités, à l'influence des conditions climatériques déjà connues, des miasmes paludéens répandus partout, surtout à Crémone, Pavie et Plaisance, de l'agglomération dans les casernements, presque partout plus ou moins défectueux ou trop étroits.

Résumé du 2ᵉ chapitre. — L'armée, inopinément partie

de ses garnisons de France et d'Afrique, est arrivée en Italie, une partie par terre et l'autre par mer, bien portante et dans d'excellentes conditions physiques et morales, à la fin d'avril et au commencement de mai 1859 ; les troupes venant de France étaient généralement prédisposées aux affections catarrhales ou phlegmasiques, et celles provenant d'Afrique aux affections intermittentes et bilieuses.

Elle a été soumise à l'action simultanée ou successive des marches, des fatigues et des privations inséparables de la guerre ; des variations de la température et des pluies froides de la fin du printemps ; de la chaleur excessive et continue de l'été ; des pluies et de la chaleur persévérante de l'automne ; du froid rigoureux, continu et très-prolongé de l'hiver ; d'une intoxication paludéenne rapide et profonde, et d'une infection miasmatique animale très-générale, mais superficielle.

La chaleur et l'infection paludéenne sont les deux seules causes morbifiques ayant eu assez de puissance ou de durée pour exercer une influence générale et profonde sur l'ensemble de l'armée et pour dominer la constitution médicale ; toutes les autres causes sont toujours restées secondaires ou n'ont eu d'action que sur des individus isolés.

CHAPITRE TROISIÈME.

DESCRIPTION GÉNÉRALE DES MALADIES.

Comme je l'ai dit plus haut, il ne doit être ici question que des maladies internes. Le nombre de fiévreux, traités dans les hôpitaux de l'armée, s'élève au chiffre énorme de 100,000, ce qui, pour un effectif de 200,000 hommes, donne la proportion de 50 p. 100. Ces 100,000 malades ont fourni 2,500 décès, ou 2,50 décès sur 100 malades, et 1,20 sur 100 pour l'ensemble de l'armée; mortalité excessivement faible si on la compare à la mortalité de la plupart des campagnes, notamment de la campagne d'Orient, qui a atteint l'énorme proportion de 25 à 30 sur 100.

Pour mieux faire comprendre la marche générale des maladies, je vais reproduire, sous forme de tableaux, et d'après les désignations des médecins traitants : 1° le mouvement, par mois et par groupes de maladies, des fiévreux traités dans les hôpitaux français et mixte d'Alexandrie depuis le début de la campagne ; 2° l'état, par groupes de maladies, de 15,427 fiévreux sur lesquels j'ai pu avoir des renseignements précis, et traités dans divers hôpitaux français, italiens et mixtes (Gênes, Milan, Novi et Lodi).

Ier TABLEAU. — Malades traités à Alexandrie.

GROUPES DES MALADIES.	1859.								1860.					TOTAL.	DÉCÈS.	Rapport des décès aux malades (sur 100).
	Mai.	Juin.	Juillet.	Août.	Septemb.	Octobre.	Novemb.	Décemb.	Janvier.	Février.	Mars.	Avril.	Mai.			
Fièvres gastriques ou bilieuses. .	»	2	10	12	6	2	»	»	»	»	»	»	»	32	»	»
Idem, intermittentes.	5	28	124	165	85	37	26	16	15	11	4	15	9	540	»	»
Idem, typhoïdes. . .	3	13	50	10	55	5	2	1	»	»	»	»	»	139	19	13,66
Idem, rémittentes. .	9	169	567	1,473	786	31	14	3	»	»	»	»	»	3,052	10	0,32
Diarrhées ou dyssent.	16	164	498	581	403	17	7	4	6	4	4	4	4	1,712	16	0,93
Affections diverses. .	12	88	70	56	34	12	7	9	9	16	11	12	12	352	4	1,15
TOTAUX . .	45	464	1,319	2,296	1,369	104	56	33	30	31	19	36	25	5,827	49	0,84

Comme on le voit, les fièvres gastriques simples ont été rares et bénignes ; les fièvres intermittentes sans complications, peu nombreuses et peu graves ; les fièvres typhoïdes, presque rares et peu meurtrières ; les fièvres rémittentes, bénignes malgré leur extrême fréquence ; les diarrhées et les dyssenteries, assez fréquentes et rarement mortelles, et les autres affections, exceptionnelles et presque sans importance. — Sur les 352 cas de maladies désignées ici sous la dénomination collective d'affections diverses, j'ai noté 198 cas d'affections de l'appareil respiratoire, qui ont fourni 4 décès ; 8 de l'appareil circulatoire, 17 de l'appareil nerveux cérébro-spinal, 24 de l'appareil cutané, 100 d'affections rhumatismales et 5 d'affections scorbutiques, qui n'ont fourni aucun décès.

IIᵉ Tableau. — *Malades traités dans divers hôpitaux.*

Fièvres gastriques ou bilieuses,	243 cas.	0 décès.	
Idem. . intermittentes.	1,692	8	0,47 sur 100
Idem. . typhoïdes ou typhus. .	389	117	30
Idem. . rémittentes.	6,835	36	0,52
Diarrhées ou dyssenteries. . . ,	4,100	100	0,24
Affections diverses.	2,168	63	2,90
Totaux.	15,427	324	2,10

Les chiffres de ce tableau démontrent, comme ceux du précédent, que les fièvres rémittentes, les diarrhées et les dyssenteries ont dominé la constitution médicale pendant toute la durée de la campagne, et que toutes les autres maladies simples ne constituaient que de rares exceptions. Parmi les affections diverses, j'ai noté : maladies de l'appareil respiratoire, 996 cas et 42 décès ; de l'appareil circulatoire, 55 cas et 2 décès ; de l'appareil nerveux cérébro-spinal, 178 cas et 10 décès ; de la peau, 458 cas et 8 décès ;

rhumatisme , 451 cas et 1 décès ; scorbut, 30 cas sans décès.

En réunissant les chiffres de ces deux tableaux, et en jugeant de l'ensemble d'après ces faits particuliers , je ne m'éloigne pas beaucoup de la vérité, en disant que les maladies internes, pendant la campagne d'Italie, se sont montrées dans les proportions suivantes :

Les fièvres gastriques, intermittentes et rémittentes. . . . 57 sur 100
Les diarrhées et les dyssenteries simples ou compliquées. 26
Le typhus ou fièvre typhoïde. 2,50
Les autres affections simples ou compliquées. 14,50

Nous verrons, plus tard, comment ces maladies s'enchaînaient et se mélangeaient entre elles.

Au début de la campagne, l'état sanitaire de l'armée était excellent et la mortalité insignifiante.

Le 15 juin, le nombre des malades s'élevait à   4,000   2 sur 100
Le 1er juillet. 25,000   12
Le 24 août. 14,700   25 (1)
Le 9 septembre. 11,000   18
Le 25 octobre. 4,705   8
Le 1er novembre. 3,721   6
Le 1er décembre. 2,489   4
Le 1er janvier 1860. 1,657   3
Le 1er février. 1,271   2

---

(1) A cette date, après le départ des premières troupes, il restait en Italie un grand nombre de malades appartenant aux corps rentrés en France ou en Algérie. Et, en déduisant de ces 14,700 malades ceux qui appartenaient aux corps déjà partis, on peut évaluer à 11 ou 12 sur 100 les malades de l'armée d'observation, proportion à peu près la même que celle du mois précédent. Ces malades ont été successivement évacués à mesure que leur état permettait de les faire voyager sans danger.

Cette dernière proportion s'est maintenue, sans variation sensible, jusqu'à la fin de la campagne. La proportion de la fin est donc à peu près la même que celle du début.

Au point de vue pathologique, la campagne d'Italie se divise en trois périodes. La première, — 1re période sporadique — s'étend depuis l'arrivée des troupes jusqu'au milieu du mois de juin ; la deuxième,— période épidémique — de la fin de juin à la fin de novembre ; la troisième, — 2e période sporadique, — du commencement de décembre à la rentrée définitive des troupes. Pendant les 1re et 3e époques, le nombre des malades a oscillé entre 2 et 3 sur 100, et, pendant la 2e, entre 6 et 12.

Est-il besoin de dire que ces trois périodes, uniquement admises pour la facilité du travail, ne sont pas plus tranchées que ne le sont les saisons entre elles ; que le commencement de l'épidémie se confondait avec la fin de la première période sporadique, comme le début de la deuxième période sporadique avec la fin de la période épidémique ?

Il serait inutile de s'étendre longuement sur les maladies de la première et de la troisième époque, parce qu'elles n'offrent rien de remarquable à noter et qu'elles ont été peu nombreuses. Celles de la deuxième période, résultant directement de la guerre, et franchement épidémiques, sont les seules qui méritent une description détaillée.

Au début de la première époque, les espèces nosologiques, malgré leurs fréquentes complications entre elles, étaient généralement bien distinctes les uns des autres. C'étaient, le plus souvent : 1° *chez les militaires venant d'Afrique,* des fièvres intermittentes, quelquefois primitives, mais le plus ordinairement récidivées et presque toujours compliquées de phénomènes bilieux plus ou moins tranchés, ou bien des fièvres gastriques, des bronchites, des pleurésies, des diarrhées, affections généralement bénignes et compliquées d'accidents intermittents; 2° *chez les hommes arrivant de France*, des bronchites, des pleurésies, des fièvres gastriques, des pneumonies, des diarrhées, maladies généralement continues, quelquefois compliquées de phénomènes typhiques plus ou moins saillants et plus rarement d'intermittence réelle.

En ne considérant toutes ces maladies que par leurs symptômes locaux, elles n'offraient rien de remarquable; mais, en les examinant d'un point de vue plus élevé, en tenant compte de leur physionomie générale, on voyait aisément qu'au fond elles variaient, les unes des autres, d'une manière notable, qu'elles constituaient deux catégories distinctes selon la provenance des malades. Un état gastrique, avec disposition à l'intermittence, dominait dans les maladies d'origine africaine, et un état inflammatoire, avec tendance à la putridité, dans celles qui remontaient au séjour des malades en France.

Ce constraste, d'ailleurs facile à prévoir quand on sait, par expérience, que c'est surtout dans les temps passés qu'il faut chercher la nature des maladies, ce contraste, dis-je, d'autant plus prononcé que l'on était plus rapproché de l'époque de l'arrivée des troupes, me frappa dès ma première visite dans les hôpitaux de Gênes ; et, quelques jours plus tard, je le retrouvai, avec toute son évidence et en grand, à Alexandrie, où je l'ai vu successivement diminuer et s'effacer complétement vers la fin du mois de juin, pour faire place à un type unique et nouveau, quand de nouvelles causes morbifiques locales ont eu exercé assez d'influence sur l'armée, pour réduire à un rôle secondaire ou effacer totalement les effets extérieurs de causes antérieures, pour soumettre à leur dépendance absolue toutes les maladies, quelle que fût la provenance des malades. C'est ainsi que les maladies conservent, en général, jusque vers le milieu de juin, plus ou moins distinct, leur type primitif, algérien ou français ; et c'est ainsi aussi qu'à partir de ce moment, ces deux types tendent de jour en jour à s'effacer, et, dès les premiers jours de juillet jusqu'à la fin de septembre, la constitution épidémique régnante était tellement dominante que toutes les maladies, pour ainsi dire sans exception, se confondaient en un seul type nouveau, type propre à l'armée d'Italie et dont le fond, malgré ses formes variées, était partout et toujours le même. C'est ce type que nous pouvons désigner sous le nom de *fièvre rémittente épidémique d'Italie*, dont je vais donner ici la description rapide mais complète.

En se rappelant ce que j'ai dit au chapitre précédent, sur les conditions au milieu desquelles a vécu l'armée, il est facile de comprendre que deux éléments morbides, les éléments bilieux et intermittent, constituaient le fond de cette fièvre épidémique, et que toutes les autres maladies n'étaient que des accidents bien secondaires.

Toutes les espèces nosologiques observées pendant la campagne, considérées dans leur état d'isolement, sont sans doute les mêmes que celles que l'on rencontre dans les conditions ordinaires de la vie parmi les populations des villes et des campagnes ; mais elles en diffèrent notablement dans leur expression symptomatologique générale. Celles-ci sont des unités morbides simples ou simplement compliquées d'accidents secondaires, tandis que les autres étaient constituées par des états pathologiques complexes, composés de deux ou plusieurs éléments morbides, réunis ensemble et à peu près également puissants.

Je dois me borner ici à tracer, le plus exactement possible, le tableau de ces maladies telles qu'elles se présentaient généralement ; mais pour bien faire saisir les caractères propres à l'ensemble, je vais d'abord essayer de bien déterminer la nature et l'importance des états morbides particuliers qui les constituaient.

1° De l'état gastrique ou bilieux et de son intervention dans la fièvre épidémique. — Pendant toute la durée de la période épidémique, je n'ai pas vu une seule maladie complétement exempte de phénomènes gastriques plus ou moins prononcés. Cet état morbide, — embarras gastrique,. bilieux ou gastro-bilieux des auteurs, — isolé, était plutôt une prédisposition qu'une véritable maladie. Il était l'élément essentiel de la fièvre gastrique ; il entrait, toujours pour une large part, dans la composition de la fièvre épidémique et compliquait infailliblement, plus ou moins profondément, toutes les maladies accidentelles.

La fièvre gastrique d'Italie, caractérisée par les symptômes ordinaires de l'embarras gastrique et un mouvement
fébrile continu, offrait, en général, une intensité moyenne
et des phénomènes bilieux très-accentués. Dégagée de
toute complication, elle était extrêmement rare, puisque à
Alexandrie elle n'a été notée que 32 fois sur 5,827 ou 0,54
sur 100. C'est à l'époque des plus fortes chaleurs de l'été
qu'on la rencontrait quelquefois. Soumise à un traitement
convenable, elle était toujours bénigne et se terminait
infailliblement et en quelques jours par la guérison.

2° *De l'intermittence et de son intervention dans la fièvre
épidémique.*—Généralement moins profonde, mais pour
ainsi dire aussi répandue que l'état bilieux, l'intermittence
se présentait quelquefois sous la forme d'hypérémie ou
d'hémorrhagie, assez souvent sous celle de névrose et plus
souvent encore sous celle de fièvre ou de pyrexie. Presque
jamais isolée ou indépendante, elle constituait avec l'état
bilieux le fond de la fièvre épidémique et entrait, à des degrés divers, à titre de complication, dans la plupart des maladies intercurrentes. Et si, dans certains cas, notamment
de diarrhée ou de dyssenterie, elle faisait, symptomatologi-
quement, absolument défaut, c'est qu'elle était masquée
par les phénomènes continus, ou bien enrayée en même
temps qu'eux par le traitement mis en usage. La fièvre intermittente simple était peu fréquente en Italie. Dans les
faits recueillis à Alexandrie, nous ne la voyons figurer que
540 fois sur 5,827, et dans ceux observés ailleurs que 1,692
fois sur 15,427 ou 10 fois environ sur 100 ; et encore,

comme dans les statistiques qui servent de base à cette partie de mon travail, un très-grand nombre de fièvres rémittentes étant manifestement désignées sous le nom de fièvre
intermittente, il s'ensuit que la fièvre intermittente sans
mélange d'affection continue n'a pas dépassé, pendant
toute la durée de la campagne, la faible proportion de 2 à
3 pour cent. La fièvre intermittente primitive ou de première invasion n'existait peut-être jamais sans mélange d'accidents continus, et ce n'est que parmi les fièvres anciennes
et récidivées que l'on en rencontrait quelques-unes sans
cette complication. C'est au début et au déclin de l'épidémie qu'il existait quelques cas de cette nature; mais au milieu de l'époque épidémique, il n'y avait pas d'affection intermittente complétement dégagée de tout accident continu.
Les fièvres simples étaient généralement quotidiennes ou
doubles tierces, quelquefois tierces et très-rarement quartes.
Leurs accès étaient, le plus souvent, irréguliers, et cette irré-
gularité tenait, tantôt aux heures de leur retour, tantôt à la
nature ou à l'intensité de leurs symptômes. Ils étaient rarement complets : le stade de froid manquait assez souvent;
d'autres fois, ils étaient seulement caractérisés par la période de chaleur, le froid et la sueur manquant plus ou
moins complétement. La fièvre intermittente n'était jamais
grave d'emblée; un accès pernicieux était invariablement
précédé d'une ou de plusieurs autres accès légers, réguliers ou irréguliers, complets ou incomplets; de sorte
qu'il n'y avait d'accès pernicieux que lorsque déjà la maladie était rémittente ou pseudo-continue. Après plusieurs

récidives, lorsque surtout elles avaient été soumises à un traitement intempestif, elles amenaient des hydropisies et un état cachectique profond, dont la mort était assez souvent la suite.

Après cet examen analytique et sommaire des deux éléments morbides constituant le fond de la fièvre épidémique de l'armée d'Italie, voyons quels étaient les principaux caractères de cette maladie complexe, toujours la même quant au fond et très-variable, comme toutes les maladies de cette nature, dans ses formes.

Fièvre rémittente épidémique.—Dégagée de toute complication étrangère importante, cette fièvre dominait déjà de beaucoup toutes les autres formes morbides ; et, isolée ou combinée avec d'autres maladies, elle constituait la pathologie pour ainsi dire tout entière de l'armée d'Italie durant la période épidémique de la campagne. Étudions-la d'abord dans son type, et nous en examinerons ensuite ses principales variétés.

Fièvre simple.—Un malaise général, un frisson suivi de chaleur, de la céphalalgie frontale, quelques vertiges, de l'insomnie ou de la somnolence, de l'agitation, de la faiblesse, de l'abattement, le brisement des membres, des douleurs vagues, une grande sensibilité de la rétine, la sécheresse des lèvres, une soif vive, le désir de boissons froides et acides, de la répugnance pour les boissons chaudes, le gonflement de l'estomac, une douleur obtuse dans la région gastro-hépatique, la sécheresse et l'aridité de la peau, la force et la fréquence du pouls, l'accélération de la respiration, l'épaisseur et la coloration jaune ou verdâtre de l'urine, la constipation ou une diarrhée bilieuse, des paroxysmes réguliers ou irréguliers étaient, avec les caractères de l'embarras gastrique indiqués plus haut, les symptômes ordinaires de cette maladie. La céphalalgie et la fièvre étaient plus ou moins intenses, et depuis la forme bénigne de la fièvre rémittente de notre climat de France jusqu'à la fièvre pseudo-continue grave de l'Algérie ou de pays plus chauds, on rencontrait toutes les nuances intermédiaires. Elle débutait généralement par un frisson, de la céphalalgie et des alternatives de frisson et de chaleur ; sa marche était rémittente ou pseudo-continue ; ses paroxysmes presque toujours quotidiens ou doubles tierces, quelquefois seulement tierces et jamais quartes. Les accès se montraient à toute heure du jour ou de la nuit, mais de préférence entre midi et 6 heures du soir. Sur 100 cas, pris au hasard et remarquablement analysés par M. Folie-Desjardins, chargé d'un service de fiévreux, à Alexandrie, presque pendant toute la campagne, la durée a été :

	Maximum.	Minimum.	Moyenne.
1° Du début de la maladie à l'entrée du malade à l'hôpital.	30 jours.	1 jours.	7 j.
2° Du début de la maladie au début de la convalescence.	40	5	13
3° Du début de la maladie à la sortie de l'hôpital.	49	7	18
4° De l'entrée à l'hôpital au début de la convalescence.	20	1	5
5° De l'entrée à l'hôpital à la sortie.	30	4	10

Sous l'influence d'un traitement convenable, elle se terminait, généralement, presque sans convalescence, au bout de 8 à 10 jours d'hôpital, par une guérison complète et durable. Je ne l'ai jamais vue se prolonger au delà de 12 à 15 jours que dans les cas de complication sérieuse ou à la suite d'un traitement intempestif. Elle était naturellement sans danger ; elle n'était mortelle que dans les cas où elle était compliquée, mal traitée ou abandonnée aux seules ressources de la nature.

Lésions anatomiques.— En temps de guerre, il n'est pas toujours facile au médecin de se livrer, comme il voudrait, dans l'intérêt de la science et de la pratique, à des recherches d'anatomie pathologique. Pendant toute la campagne d'Italie, j'ai pu réunir seulement le résultat complet de 23 autopsies, pratiquées, à Alexandrie, par moi-même ou sous mes yeux, sur des sujets morts pendant l'épidémie et ayant présenté, durant la maladie, les symptômes de la fièvre épidémique compliquée d'autres affections. Voici le résumé de ces résultats :

Lésions gastro-intestinales. . . . . 17 fois.
Id. . . . du cerveau ou de ses membranes. . . . . 12 .
Id. . . . de la moelle (symptômes de rage). 1
Id. . . , des poumons ou des plèvres. 4
Id. . . . de la rate. 5
Id. . . . du cœur. 1

Ces lésions, quelquefois constituées par la décoloration, l'hypérémie passive, l'infiltration ou des épanchements séreux, consistaient, le plus souvent, en des congestions actives ou des inflammations des tissus. Dans la plupart des cas, la peau conservait, après la mort, une teinte ictérique plus ou

moins foncée, qu'elle avait offert pendant la vie. Des ulcéra-
tions, des tubercules, des suppurations se rencontraient
aussi parfois, mais exceptionnellement. Le typhus confirmé
s'accompagnait toujours des lésions ordinaires de la fièvre
typhoïde ; et, dans ces cas insidieux où il était impossible,
pendant la vie et même après la mort, de déterminer au
juste si la maladie à laquelle le malade avait succombé
était une fièvre rémittente typhique ou un typhus rémittent, nous découvrions souvent, à l'autopsie, un soulève-
ment plus ou moins prononcé des plaques de Peyer.

Ces lésions, toujours générales et multiples, se présentaient ordinairement avec les mêmes caractères dans les divers organes. Les phénomènes de congestion active ou
d'inflammation s'observaient surtout chez les sujets robustes,
morts à la période aiguë de la maladie épidémique, et la décoloration, l'infiltration, les épanchements chez les sujets
détériorés et morts à la suite de cachexies paludéennes ou
de toute autre maladie chronique.

Cette extrême variété de lésions démontre, de même que
la variété des causes et des symptômes, que l'affection épidémique de l'armée d'Italie était une maladie complexe,
frappant l'organisme tout entier, n'étant généralement grave
que par suite de complications étrangères, et que les affections exclusivement locales n'étaient que de très-rares exceptions.

Disons maintenant quelques mots des complications les
plus habituelles de la fièvre épidémique.

1° *Complications typhiques.*—Le miasme typhique n'a

jamais été ni assez généralisé ni assez condensé pour engendrer ce qu'on appelle une épidémie de typhus ; mais il a été, presque partout assez développé, pour amener quelques cas de typhus proprement dit et pour faire entrer, à titre de complication, des symptômes typhiques plus ou moins profonds dans la constitution d'un grand nombre de maladies complexes. A Alexandrie, sur 5,827 fiévreux, des accidents typhiques ont été notés 996 fois ou 17 fois sur 100 ; et cette intervention typhique était certainement encore bien plus fréquente, car elle n'était notée que dans les cas où elle était bien évidente. L'état typhique dans la fièvre épidémique était plus ou moins prononcé, et depuis ces cas où il se distinguait à peine jusqu'au typhus le plus grave, j'ai vu, pour ainsi dire, toutes les nuances intermédiaires. Sur les 996 affections typhiques d'Alexandrie, 857 fois ou 86 fois sur 100, l'intervention de l'élément typhique n'était pas assez puissante pour modifier profondément la marche de la fièvre rémittente épidémique, tandis que 139 fois ou 14 fois sur 100, elle communiquait à la maladie une évolution toute spéciale, l'évolution normale du typhus proprement dit. Dans le premier cas, nous avions affaire à la fièvre rémittente typhique ou compliquée d'accidents typhiques, et dans le second au typhus rémittent ou compliqué d'accidents rémittents. Entre ces manifestations morbides, identiques, quant au fond, et si différentes, quant à la forme, la fièvre rémittente typhique et le typhus rémittent, la transition était insensible, et quelquefois il n'était même pas possible de dire, avec certitude, non-seulement pendant la maladie, mais encore après la guérison ou la mort, à laquelle de ces deux espèces morbides on avait eu affaire.

La distinction nosologique entre la fièvre rémittente typhique et le typhus rémittent paraît n'avoir été établie qu'à Alexandrie; partout ailleurs les fièvres rémittentes typhiques n'étant pas indiquées, toutes les maladies épidémiques étaient désignées sous les simples dénominations de typhus ou de fièvre rémittente.

La fièvre rémittente typhique offrait les mêmes symptômes et la même marche générale que la fièvre rémittente simple; mais elle s'en distinguait par de la stupeur, du délire et une prostration plus grande, quelquefois par la présence de taches rosées ou de sudamina, par une durée et une convalescence un peu plus longues et se rapprochant d'autant plus de la marche et de la durée du typhus que la typhisation ou infection typhique paraissait avoir été plus profonde.

Typhus ou fièvre typhoïde.—En pratique, aucun des médecins traitants,—français ou italiens,—ne paraît avoir cherché à établir une distinction entre le typhus et la fièvre typhoïde; car j'ai remarqué que partout, même dans le même hôpital, on donnait indistinctement l'un ou l'autre de ces noms à la même maladie.

Autant la fièvre rémittente typhique était fréquente, autant le typhus confirmé était pour ainsi dire rare à l'armée d'Italie : 139 cas sur les 5,827 fiévreux d'Alexandrie et 389 sur les 15,427 des autres hôpitaux ou 2,50 cas de typhus sur 100 fiévreux; proportion très-faible, comparée surtout à ce que nous voyons, en 1855 et 1856, à Constantinople et en Crimée.

Pendant toute la durée de la campagne, je n'ai pas rencontré un seul cas de typhus sans rémittence; mais, une fois débarrassé de cette complication épidémique, il devenait aussi simple, aussi régulier que notre fièvre typhoïde classique, dont il présentait les symptômes, la marche, la durée et les lésions anatomiques.

Sur 63 cas de typhus observés à Alexandrie et analysés par M. Desjardins, 32 ont offert une forme muqueuse, 11 une forme ataxique et 20 une forme adynamique. Les symptômes, pendant le premier septénaire, étaient absolument les mêmes que ceux de la fièvre rémittente typhique, dont il était impossible de le distinguer d'abord. Mais, à la suite de l'emploi des évacuants et du sulfate de quinine, la distinction était généralement facile. La fièvre rémittente typhique tournait de suite à la convalescence, et le typhus, simplifié, prenait et poursuivait, jusqu'à la guérison ou la mort, le cours normal de la fièvre typhoïde ordinaire. La stupeur, la prostration, le délire, le décubitus dorsal, les taches rosées, les sudamina, la sécheresse de la langue, le fuligo, la dysphagie, le météorisme, le gargouillement, la diarrhée et les râles bronchiques en étaient les symptômes essentiels. L'épistaxis manquait généralement. Les taches rosées se montraient vers la fin du premier septénaire et les sudamina vers la fin du deuxième. Outre les complications bilieuse et intermittente, qui n'ont jamais fait défaut,

M. Desjardins l'a trouvé compliqué : 4 fois de pneumonie, 9 fois d'escarres profondes et 7 fois de parotidites suppurées. Il n'était généralement grave que par suite de paroxysmes rémittents, lesquels avaient toujours une tendance extrême à se reproduire et qui devenaient, souvent, subitement mortels, quand on négligeait de les combattre à temps. Sur ces 63 cas, la durée du typhus a été :

	Maximum.	Minimum.	Moyenne.
1° Du début de la maladie à l'entrée du malade à l'hôpital.	30 jours.	2 jours.	9 j.
2° Du début de la maladie au début de la convalescence.	41	16	28
3° Du début de la maladie à la sortie de l'hôpital.	64	22	43
4° De l'entrée à l'hôpital au début de la convalescence.	33	11	19
5° De l'entrée à l'hôpital à la sortie.	49	15	32

C'est la durée ordinaire de la fièvre typhoïde classique.

Je ne dois pas omettre une remarque qui n'est peut-être pas sans importance, à savoir, que nous avons trouvé, avec M. Desjardins, comme durée moyenne de l'invasion, c'est-à-dire depuis l'apparition des premiers symptômes jusqu'à l'entrée du malade à l'hôpital : 7 jours pour la fièvre rémittente simple ou typhique et 9 jours pour le typhus confirmé. J'avais déjà fait la même observation à Constantinople en 1855 et en 1856.

N'est-il pas possible d'induire de ces faits que la fièvre rémittente typhique tend à dégénérer en vrai typhus quand elle est négligée ou mal traitée au début, et que, par un traitement convenable et mis en usage de bonne heure, on peut, au moins dans un certain nombre de cas de fièvre rémittente typhique, empêcher le développement du typhus proprement dit? Pour moi c'est une conviction, et je ne saurais trop recommander aux médecins des corps de troupes d'envoyer, de bonne heure, à l'hôpital, les hommes présentant les phénomènes insidieux d'une fièvre rémittente.

Les 139 cas de typhus observés à Alexandrie, ont fourni 19 décès ou 13,66 sur 100, les 389 cas notés ailleurs 117 décès ou 30 sur 100 et les 508 cas réunis 136 décès ou 25 sur 100. C'est la mortalité que fournit assez habituellement la fièvre typhoïde sporadique. Sur 63 cas, la mort a été la suite directe : du météorisme, 2 fois: d'accès de fièvre, 3 fois ; de parotidite, 1 fois. Elle survenait généralement vers la fin du 2ᵉ septénaire et quelquefois dans le cours du 3ᵉ, ou pendant la convalescence à la suite d'un accident particulier. Dans les cas où elle arrivait entre la fin du 2ᵉ septénaire et le commencement du 4ᵉ, on trouvait toujours, à l'autopsie, outre les autres lésions ordinaires de la fièvre typhoïde, une altération plus ou moins profonde des plaques de Peyer, qui étaient dures ou molles, gaufrées, réticulées ou ulcérées, et quand le malade succombait plus tard, par suite d'accidents, il n'était pas rare de rencontrer des plaques cicatrisées ou en voie de cicatrisation.

2° *Complications inflammatoires, rhumatismales et autres.*—L'inflammation des organes était sans doute fréquente chez nos malades de l'armée d'Italie, mais cet élément morbide était généralement secondaire au point de vue du traitement. Presque toujours superficielle, elle se localisait dans les membranes plutôt que dans les parenchymes, dans les organes digestifs plutôt que dans les autres organes de l'économie. Elle se dissipait, en général, vite et facilement, en même temps que la maladie épidémique, dont elle était presque inséparable, et ce n'est, pour ainsi dire, qu'exceptionnellement qu'elle exigeait l'emploi des émissions sanguines pour la combattre. La diarrhée et la dyssenterie ont été notées dans la proportion de 5,842 sur 24,254 fiévreux ou de 27 sur 100 ; mais ces deux affections n'étaient jamais isolées : elles compliquaient la fièvre épidémique, plutôt qu'elles n'étaient compliquées par elle ; elles en constituaient plutôt la forme que le fond. Il y a pourtant à ce sujet une remarque utile à faire : les phénomènes bilieux ne manquaient jamais dans la dyssenterie ; mais cette maladie est pour ainsi dire la seule qui se présentât souvent à l'observation sans phénomènes intermittents tranchés, bien que les dyssentériques eussent été, comme tous les autres malades, soumis à l'influence d'une intoxication paludéenne ; et ce constraste était généralement d'autant plus prononcé que les évacuations étaient plus copieuses et plus fréquentes. Cette rareté relative d'accès intermittents chez les dyssentériques impaludés, je l'avais déjà constatée en Afrique ; elle me paraît tenir aux évacuations elles-mêmes, qui ont sans doute, sur l'intoxication palustre, la même action thérapeutique que les évacuations artificielles provoquées par les purgatifs ; et ce qui doit donner créance à cette opinion, c'est que, en Italie comme en Afrique, j'ai vu fréquemment l'intermittence, absente pendant toute la durée de la dyssenterie, se montrer seulement après la disparition des phénomènes propres à la maladie primitive.

Les symptômes et les lésions de la diarrhée et de la dyssenterie étaient les mêmes que ceux de la diarrhée et de la dyssenterie d'Afrique, et, une fois débarrassées des éléments bilieux et intermittent qui les accompagnent infailliblement, elles en offraient aussi la marche et la durée, avec cette différence qu'elles étaient généralement plus bénignes, puisque sur 5,812 cas, il n'y a eu que 116 décès ou 2 sur 100.

Sur 20 cas de dyssenterie, pris parmi les plus graves, et analysés par M. Desjardins, la durée de la maladie a été :

	Maximum	Minimum.	Moyenne
1° Du début de la maladie à l'entrée du malade à l'hôpital.	30 jours.	3 jours.	11 j.
2° Du début de la maladie au début de la convalescence.	35	10	18
3° Du début de la maladie à la sortie de l'hôpital.	52	15	27
4° De l'entrée à l'hôpital au début de la convalescence.	16	3	7
5° De l'entrée à l'hôpital à la sortie.	29	7	16

Toutes les autres maladies intercurrentes, générales ou locales, — phlegmasies, névroses, rhumatismes, tubercules, scorbut, etc., — qui ne s'élèvent qu'à la faible proportion de 6 sur 100 chez les fiévreux traités à Alexandrie et de 14 sur 100 chez les fiévreux des autres hôpitaux, étaient, comme le typhus, la diarrhée et la dyssenterie, toujours dominées au fond par les symptômes de la fièvre épidémique. Leur caractère et leur marche étaient insidieux et incertains jusqu'à ce que, par suite d'un traitement convenable, elles en avaient été dépouillées ; mais alors, chacune d'elles, reprenant son allure naturelle, se terminait, en général, rapidement par la guérison, avec ou sans le concours des moyens ordinaires indiqués pour la combattre.

De telle sorte que cette épidémie, si grande par le nombre des hommes frappés et si peu grave quant aux résultats cliniques obtenus, se composait, à part des cas tout à fait exceptionnels et qu'il est permis de négliger, d'une maladie complexe dont les éléments bilieux et intermittent étaient toujours le fond, et à laquelle le mélange des autres entités morbides dont j'ai déjà parlé, générales ou localisées dans tel ou tel organe, tel ou tel appareil de l'économie, donnait les formes les plus diverses.

Après les premières pluies de septembre, le nombre des malades diminue subitement et, tout en conservant le même fond, les maladies changent aussi de forme. Les phénomènes bilieux persistent, mais en s'affaiblissant, tandis que l'intermittence, par suite des alternatives de la chaleur et des pluies de septembre et d'octobre, acquiert un nouveau degré de puissance. C'est ainsi qu'en octobre et en novembre, les fièvres et les névroses intermittentes dominent, très-généralement, les phénomènes bilieux, que les récidives des affections périodiques deviennent fréquentes, rebelles, et obligent de renvoyer en France, notamment de Pavie, de Plaisance et de Crémone, pour les soustraire à une mort presque certaine, un nombre considérable d'hommes déjà infiltrés et profondément cachectiques.

En décembre et en janvier, à part des cas peu nombreux et généralement peu graves d'ailleurs, de bronchite, de pleurésie, d'angine, de fièvre typhoïde, de rhumatisme, etc., ordinairement compliqués de phénomènes intermittents et gastriques, nous n'avions plus, pour ainsi dire, dans l'armée, en fait de maladies, que des fièvres récidivées et des cachexies ; et plus tard, grâce au repos, à la bonne alimentation, à la bonne tenue des logements, à la régularité de la saison, à la mesure générale d'évacuer sur France tous les hommes cachectiques ou malingres, et malgré l'étroitesse générale des casernements, les maladies de l'hiver et du printemps ont été peu nombreuses. Elles ne différaient d'ailleurs de nos affections propres à ces deux saisons que par leur disposition générale au retour de l'intermittence et de la gastricité.

Résumé du 3ᵉ chapitre.—Au point de vue pathologique, la campagne d'Italie se divise en trois périodes : première période ou première période sporadique; deuxième période ou période épidémique; troisième période ou deuxième période sporadique.

La première période correspond au début de la campagne; la deuxième s'étend de la fin de juin 1859 à la fin de septembre suivant, et la troisième du 1ᵉʳ octobre à la rentrée définitive et totale des troupes.

Les maladies de la première période étaient, selon la provenance des malades, les affections habituelles en Afrique et en France à cette époque de l'année, se développant sous l'influence du voyage et des brusques variations de la température , très-brusques et très-fréquentes alors en Piémont.

Une maladie complexe, la fièvre rémittente, simple ou compliquée de phénomènes typhiques, diarrhéiques ou dyssentériques, constituait la pathologie pour ainsi dire tout entière de l'armée pendant la deuxième période.

Les fièvres paludéennes récidivées et rebelles et les cachexies consécutives d'abord, et plus tard les affections ordinaires de l'hiver et du printemps dans nos climats tempérés, avec une disposition particulière à l'intermittence ou à la rémittence, sont les maladies qui ont caractérisé la 3ᵉ période.

CHAPITRE QUATRIÈME.

TRAITEMENT.

1° *Prophylaxie*.— Prévenir, dans les limites compatibles avec les exigences de la guerre, le développement épidémique des maladies et atténuer la gravité de celles dont il n'aura pas été possible d'éviter l'invasion, telle est, partout et toujours, la tâche la plus importante du médecin militaire en campagne.

Il est des causes occultes dont le médecin, le plus expérimenté et le plus clairvoyant, ne peut soupçonner la présence que lorsque déjà elles ont produit, sur les individus soumis à leur action, leurs effets destructeurs ; elles ne se révèlent que par leurs effets pathologiques ; la prévoyance ne peut rien contre leur développement. Telle est la cause du choléra, par exemple.

Il en est d'autres que la science prévoit ; et parmi celles-ci, l'homme est impuissant contre l'apparition spontanée des unes, mais il est souvent en son pouvoir d'éviter le développement des autres. Tous les efforts du médecin doivent tendre à soustraire l'armée à l'influence de celles contre la génération desquelles il ne peut rien et à empêcher le développement des autres.

Les chaleurs excessives de l'été, les miasmes paludéens, l'agglomération des troupes, l'encombrement des hôpitaux et des ambulances, la putréfaction de cadavres et de détritus animaux de toute sorte, telles étaient les conditions pathogéniques contre lesquelles l'armée d'Italie devait être particulièrement exposée à lutter. Il n'était pas possible de la soustraire à l'influence des chaleurs, puisque les opérations militaires commençaient à la fin du mois de mai, ni à l'action des miasmes palustres, attendu que le théâtre de la guerre devait nécessairement se trouver dans des contrées très-marécageuses ; mais, par suite d'une activité et d'une vigilance qui n'ont pu échapper à personne, et heureusement secondé par le commandement, l'administration et les médecins sous ses ordres, le médecin en chef de l'armée, malgré toutes les difficultés de la situation, a pu résoudre le grand problème qui consiste à prévenir ou à faire promptement disparaître, là où il n'avait pas été possible de les éviter, dans les camps, les hôpitaux et les ambulances, l'agglomération, l'encombrement et toutes les autres conditions d'infection miasmatique animale de nature à engendrer une grande épidémie typhique; de telle sorte que les maladies dont l'armée a été épidémiquement frappée, excessivement nombreuses mais réduites, pour ainsi dire, aux éléments résultant des causes qu'il était impossible d'éviter, la chaleur et les exhalaisons paludéennes, ont été d'une bénignité remarquable, bénignité à laquelle l'absence de privations et de fatigues prolongées a sans doute une large part, mais à laquelle a aussi puissamment contribué l'absence de cette typhisation générale et profonde qui a décimé si souvent les armées et qui a particulièrement exercé de si effroyables ravages, en 1855 et en 1856, en Crimée et à Constantinople.

Que les résultats obtenus en Italie soient un exemple et un enseignement pour l'avenir ! L'intoxication miasmatique animale, qui exerce généralement une si grande influence sur la mortalité des armées, est aussi la cause contre laquelle l'hygiène est pour ainsi dire toute puissante. Aussi le premier devoir du médecin militaire, en garnison comme en campagne, est-il de faire une guerre incessante et active aux causes susceptibles d'engendrer des épidémies typhiques, telles que l'agglomération, l'encombrement, la malpropreté, la putréfaction de toute matière animale, dans les camps, les hôpitaux, les casernes et dans leur voisinage.

2° *Thérapeutique.*— C'est surtout au point de vue du traitement qu'il est essentiel de connaître la nature, simple ou complexe, des maladies, notamment des maladies épidémiques.

En Italie, pendant la période sporadique, c'est-à-dire au début de la campagne, les maladies étaient généralement de nature bilieuse, avec disposition à l'intermittence, chez les hommes arrivant d'Afrique, et de nature phlegmasique ou catarrhale, avec tendance à l'état typhique, chez ceux venant de France. C'est pourquoi la même méthode thérapeutique était, en général, loin de convenir aux deux catégories de malades. En effet, tandis que les évacuants et les fébrifuges réussissaient presque toujours à merveille chez les premiers, les antiphlogistiques au début et plus tard les purgatifs et les toniques étaient plus particulièrement indiqués chez les seconds. Il fallait, en outre, dans l'un et l'autre cas, selon les indications particulières, combattre les symptômes locaux propres à chaque individualité morbide.

Pendant toute la durée de la période épidémique, un état bilieux, toujours profond, constituait le génie dominant de toutes les maladies, et l'intermittence, qui entrait aussi, à peu près constamment, dans leur composition pour une part généralement très-grande, leur imprimait une marche rémittente particulière, les prolongeait, les aggravait et les rendait souvent mortelles, quand le médecin négligeait de la combattre à temps et à propos. Tant que la fièvre épidémique conservait les caractères de généralité propres à ses deux éléments essentiels, la diète, les boissons délayantes ou acidules, les évacuants vomitifs et purgatifs et les fébrifuges, suffisaient pour amener, en peu de jours, une guérison complète et généralement durable; mais, dans les cas, d'ailleurs très-nombreux, où une autre maladie, générale ou locale, se mêlait à la fièvre épidémique, les mêmes moyens étaient encore, le plus souvent, les premiers moyens à mettre en usage; et ce n'est, en général, qu'après avoir attaqué, par les évacuants et les antipériodiques, les phénomènes intermittents et bilieux, que le moment était venu de s'occuper de l'affection intercurrente, laquelle, alors ramenée à son type élémentaire ou classique, se guérissait d'ordinaire aisément, souvent sans nouvelle médication active ou à l'aide des moyens propres à la combattre, tels que les antiphlogistiques, les toniques, les révulsifs, les sédatifs, les diurétiques, etc., selon sa nature et son siége spécial.

Les maladies de la 3e période, ne différant pas sensiblement de nos maladies habituelles de l'hiver et du printemps, si ce n'est par la fréquence de leur complication gastrique et intermittente, n'exigeaient, comme médication spéciale, que l'emploi plus généralisé du sulfate de quinine, des vomitifs et des purgatifs.

Mais, bien que cette méthode fût applicable au traitement de l'immense majorité des cas, elle devait pourtant subir, dans son application, des modifications notables, selon la forme particulière de la maladie ou la prédominance de tel ou tel élément morbide sur les autres éléments. Nous allons entrer ici dans quelques détails pratiques qui me semblent indispensables.

Embarras gastrique et fièvre bilieuse simple.—L'embarras gastrique ou bilieux, isolé ou compliquant les maladies, exigeait impérieusement, et autant que possible avant toute autre médication, l'emploi d'un vomitif. Quand il était isolé, cette simple médication prévenait, le plus souvent, l'invasion de toute maladie réelle, et dans les cas où une maladie existait déjà, elle la disposait toujours à une solution prompte et heureuse. Dans les cas, fort rares d'ailleurs, où la fièvre gastrique était absolument vierge de tout phénomène intermittent, la diète, un vomitif, un purgatif et des boissons amères suffisaient presque toujours pour obtenir la guérison ; mais, chez la plupart des malades ainsi guéris, les rechutes étaient fréquentes, ou bien des accès de fièvre intermittente ne tardaient pas à se montrer. De sorte que, pour guérir sûrement et promptement les fièvres gastriques, même sans intermittence, le meilleur moyen était de les traiter, comme les fièvres rémittentes, par les évacuants et le sulfate de quinine simultanément.

Affections intermittentes simples. — Quand une fièvre une névrose ou toute autre affection intermittente simple, qu'elle fût double tierce ou quotidienne, tierce ou quarte, régulière ou irrégulière, complète ou incomplète, se montrait sans mélange d'accidents continus, elle cédait généralement très-vite à la suite de deux ou trois fortes doses de sulfate de quinine et de l'emploi de quelques toniques. Mais il en était, presque toujours, de la fièvre intermittente simple, seulement traitée par le sulfate de quinine, comme de la fièvre gastrique sans phénomène intermittent, traitée exclusivement par les évacuants : sa guérison n'était que momentanée, une récidive ne tardait pas à se produire, et, de récidive en récidive, le malade passait, en peu de temps, à un état cachectique qui, sans l'émigration, serait devenu nécessairement mortel. La complication gastrique n'était pas évidente dans tous les cas de fièvre intermittente, mais au fond elle existait toujours, et le sulfate de quinine n'exerçait, généralement, dans les fièvres intermittentes les plus simples en apparence, la plénitude de son action fébrifuge, qu'après l'emploi des évacuants, notamment des vomitifs.

Fièvre épidémique simple ou fièvre rémittente.—Dans les fièvres rémittentes, exemptes de tout mélange étranger, les moyens à mettre en usage étaient : un vomitif le matin du premier jour et une dose de 6 à 10 décigr. dé sulfate de quinine, entre midi et 2 heures; 40 à 50 gr. de sulfate de magnésie et un deuxième fébrifuge le lendemain ; une troisième dose de sulfate de quinine le troisième jour ; un deuxième purgatif le quatrième jour ; des toniques et des amers les jours suivants ; une alimentation substantielle dès que le malade demandait à manger, et du vin aussitôt que le mouvement fébrile continu était calmé. Sous l'influence générale de ce traitement, le malade était ordinairement convalescent du quatrième au sixième jour et pouvait quitter l'hôpital, pour aller reprendre son service, au bout de 10 à 12 jours de traitement et de repos. Dans les cas où les accès rémittents étaient graves dès le début et menaçaient de devenir pernicieux, l'administration d'une forte dose de sulfate de quinine,—10 à 12 décigr.—, devait précéder la médication évacuante ; mais comme alors l'antipériodique ne faisait qu'atténuer ou supprimer momentanément les accès, il était indispensable de revenir à son emploi, comme dans les cas précédents, après l'administration des vomitifs et des purgatifs.

Fièvre rémittente typhique et typhus rémittent. — La forme typhique de la fièvre épidémique ne changeait rien au fond du traitement rationnel, tel que je viens de le décrire, de la fièvre épidémique simple; mais, comme cette complication rendait les symptômes plus graves et plus rebelles, la maladie plus longue et plus dangereuse, et le malade plus faible, il était généralement utile d'insister davantage sur l'emploi des évacuants, notamment des purgatifs, du sulfate de quinine et des toniques. Quant au typhus rémittent, comme il débutait absolument comme la fièvre épidémique, simple ou typhique, et qu'il ne pouvait jamais être distingué de cette dernière qu'après l'effet des premiers moyens thérapeutiques mis en usage, le traitement devait être d'abord identiquement le même que celui des deux formes morbides précédentes ; et, une fois débarrassé, par les vomitifs, les purgatifs et le sulfate de quinine, des deux éléments épidémiques, il ne restait plus au praticien qu'à se conformer aux règles de thérapeutique applicables au traitement rationnel de notre fièvre typhoïde classique, c'est-à-dire à une sage expectation, consistant à combattre les accidents ou les complications de quelque importance et à recourir, aussitôt que possible, à une médication tonique et à une alimentation substantielle en rapport avec les forces digestives de l'estomac.

*Fièvre rémittente épidémique avec diarrhée ou dyssenterie;
et diarrhée, dyssenterie, etc., avec rémittence.* — La fièvre
épidémique, compliquée d'accidents diarrhéiques, dyssentériques, etc., ainsi que toutes les maladies intercurrentes,
telles que diarrhées, dyssenteries, phlegmasies, névroses,
rhumatismes, etc., associées aux phénomènes de la fièvre
épidémique, ne se guérissaient, sûrement et promptement,
qu'après l'emploi des évacuants, seuls, quand la maladie
était franchement continue, des évacuants et du sulfate de
quinine alors qu'elle était rémittente ou pseudo-continue.

Un vomitif, un ou deux légers purgatifs, une ou deux
doses de sulfate de quinine, des boissons féculentes ou
gommeuses, une alimentation peu copieuse, mais substantielle, amenaient, presque infailliblement, en peu de jours,
une guérison complète et durable des diarrhées, et ce n'est
que dans des cas exceptionnels qu'il était nécessaire de
recourir à l'usage de l'opium, des astringents ou de toute
autre médication. Sous l'influence de ce traitement, presque tous nos diarrhéiques guérissaient, et ce n'est que
dans des cas très-rares que j'ai vu la diarrhée devenir chronique et rebelle.

Un vomitif et 5 à 8 décigr. de sulfate de quinine le
matin du premier jour; un purgatif léger et une deuxième
dose de sulfate de quinine le deuxième jour; un deuxième
purgatif le troisième jour; la diète, des boissons gommeuses et féculentes, des lavements émollients, des cataplasmes sur le ventre, des bains de siége et des potions
légèrement laudanisées étaient, à peu près toujours, les

moyens les plus propres à amener promptement la guérison de la dyssenterie, et, à l'aide de ce traitement, je n'ai vu que dans un très-petit nombre de cas la maladie passer à l'état chronique.

Dans toutes les autres maladies de nature à la fois épidémique et phlegmasique, nerveuse, rhumatismale, etc., l'indication essentielle et première était d'attaquer, avant tout, comme dans les cas précédents, par les évacuants et le sulfate de quinine, les éléments épidémiques, et de traiter ensuite, d'après les règles établies dans les livres classiques, l'affection intercurrente, sans perdre de vue la disposition des phénomènes intermittents et bilieux à se reproduire, ni l'avantage d'arriver, le plus tôt possible, à l'usage des toniques et d'une alimentation substantielle.

Telle est la méthode générale à l'application de laquelle la théorie et l'expérience m'ont promptement conduit. N'ayant rien d'absolu, de même que toutes les autres méthodes, elle était modifiée selon l'état particulier de chaque malade et celui de chaque maladie. Elle a fourni, dans les hôpitaux français et mixte d'Alexandrie, où elle était largement mise en pratique par tous les médecins traitants, les résultats cliniques suivants :

Fièvres gastriques et intermittentes simples. . .	572 cas.	0 décès.
Idem.. rémittentes simples ou typhiques.	3,052	10
Typhus ou fièvre typhoïde rémittente.	139	19
Diarrhées et dyssenteries bilieuses et rémittentes.	1,712	16
Affections diverses, bilieuses et rémittentes. . . .	352	4
TOTAL.	5,827	49

0,84 décès sur 100 malades traités.

La méthode générale de traitement adoptée par tous nos médecins de l'armée, est la même que celle que je viens de décrire, avec ces différences pourtant que plusieurs employaient, plus particulièrement, les vomitifs et d'autres les purgatifs; mais tous avaient reconnu, comme moi, l'efficacité de la double médication évacuante et antipériodique, l'insuffisance des évacuants seuls et du sulfate de quinine seul, ainsi que les mauvais effets des émissions sanguines en général.

La méthode généralement suivie par les médecins italiens, chargés du traitement de nos malades, est tout l'opposé de celle mise en usage par les médecins français. Considérant comme de nature inflammatoire les maladies que nous avions à combattre et réduisant à un rôle tout à fait secondaire ou nul les éléments gastrique et intermittent qui, pour nous, en constituaient le fond, les médecins italiens traitaient, indistinctement, toutes les affections épidémiques par les antiphlogistiques et de légers purgatifs, tels que les saignées générales et locales, la glace et le tamarin; et ce n'est qu'exceptionnellement qu'ils avaient recours à l'emploi des vomitifs et du sulfate de quinine; c'est-à-dire que notre méthode consistait dans l'emploi, très-général, des évacuants vomitifs et purgatifs et du sulfate de quinine, et dans l'application exceptionnelle et très-restreinte de toute émission sanguine; tandis que la méthode italienne avait pour base l'emploi, très-généralisé, des émissions sanguines, et l'usage exceptionnel ou très-restreint des vomitifs et du sulfate de quinine.

Il était curieux de résumer, en les comparant après coup, les résultats cliniques obtenus par les deux méthodes ; voici la partie de ces résultats relative à la mortalité et à la durée moyenne du traitement. Ces faits, déjà énoncés dans le cours de ce travail, et que je ne fais que rappeler ici, me semblent assez significatifs pour pouvoir se passser de tout commentaire.

A. *Mortalité*.

1° Dans les hôpitaux de l'armée en général.

a. Tous les malades réunis.

Hôpitaux français, 51,626 malades.   1,263 décès ou 2,44 décès sur 100
Idem. . . sardes. . 74,324   3,495   4,70

226 sur 100 de différence à l'avantage des hôpitaux français.

b. Sortants du 20 octobre 1859 au 21 novembre suivant.

Hôpitaux français, 2,269 sortants.   52 décès ou 2,29 sur 100
Idem. . . italiens, 3,086   99   3,20

0,91 sur 100 de différence à l'avantage des hôpitaux français.

2° Dans les hôpitaux d'Alexandrie en particulier.

a. Tous les malades réunis.

Hôpitaux français. 8,604 malades.   67 décès ou 0,77 sur 100
Idem. . . . sardes. . 3,734   183   4,90

413 sur 100 de différence à l'avantage des hôpitaux français.

b. Fiévreux.

Hôpitaux français, 5,827 fiévreux.   49 décès ou 0,84 sur 100
Idem. . . sardes.. 2,073   73   3,52

268 sur 100 de différence à l'avantage des hôpitaux français.

c. Blessés.

Hôpitaux français, 2,404 blessés.   18 décès ou 0,74 sur 100
Idem. . . sardes. . 1,429   110   7,69

695 sur 100 de différence à l'avantage des hôpitaux français.

d. Entrants par billet.

Hôpitaux français, 2,121 entrants.   29 décès ou 1,36 sur 100
Idem. . . sardes. . 2,308   70   3,03

167 sur 100 de différence à l'avantage des hôpitaux français.

e. Entrants par évacuation.

Hôpitaux français, 6,483 entrants.   38 décès ou 0,58 sur 100
Idem. . . sardes. . 1,426   113   7,92

734 sur 100 de différence à l'avantage des hôpitaux français.

B. *Durée moyenne du séjour des malades à l'hôpital.*

1° Dans les hôpitaux de l'armée en général.

Hôpitaux français, 24 jours.
Idem. . . italiens, 58

58 jours sur 100 de différence à l'avantage des hôpitaux français.

2° Dans les hôpitaux d'Alexandrie en particulier.

Hôpitaux français, 6 jours.
Idem. . . sardes. . 11

46 jours sur 100 de différence à l'avantage des hôpitaux français.

3° Dans les hôpitaux en général, moins ceux qui se trouvaient dans des conditions particulières (Gênes, Turin et Côme.)

> Hôpitaux français, 28 jours.
> *Idem.* . . italiens. 38

26 jours sur 100 de différence à l'avantage des hôpitaux français.

De sorte que, tout en réservant une large part au hasard, aux coïncidences et aux conditions diverses d'établissements et de malades, il est évident que, toutes choses égales d'ailleurs, *la mortalité et la durée moyenne du traitement* ont été notablement moins élevées dans les hôpitaux où le service médical était fait par les médecins français que dans ceux où il était confié aux médecins italiens. A Alexandrie, où cette question a pu être envisagée sous toutes ses faces, la différence de mortalité a été constatée dans toutes les catégories de malades, chez les blessés comme chez les fiévreux, chez les entrants par billet comme chez les entrants par évacuation.

Est-ce à dire que la différence de mortalité et de durée du traitement, observée dans les hôpitaux français et italiens, tienne exclusivement à la différence des méthodes thérapeutiques employées? L'influence de la différence de méthodes me paraît incontestable; mais il y a aussi, selon moi, une autre cause qui a eu sa part dans ces résultats : c'est cette confiance, pour ainsi dire illimitée, que le médecin militaire inspire à nos soldats bien portants ou malades, confiance que le médecin étranger, quel que soit d'ailleurs son

mérite personnel, ne lui inspirera jamais que très-exceptionnellement, par cette seule raison qu'il est médecin étranger, et qu'il n'est pas considéré comme faisant partie de la
famille militaire.

Résumé du 4e chapitre.—Prévenir le développement général des miasmes typhiques dans l'armée, et faire disparaître ces miasmes, le plus promptement possible, dans les
lieux où ils s'étaient accidentellement développés, tel a été
le but constant et essentiel de la prophylaxie pendant la
campagne d'Italie. Ce but a été heureusement atteint ; car
si l'infection miasmatique animale n'a pas toujours pu être
évitée, elle n'a jamais été ni assez générale ni assez profonde, pour influer, d'une manière bien notable, ni sur la
marche des maladies ni sur la mortalité.

Au début de la campagne, les maladies d'origine africaine exigeaient, très-généralement, l'emploi des vomitifs et
du sulfate de quinine, tandis que les antiphlogistiques et
les purgatifs au début et plus tard les toniques et les amers
réussissaient, plus particulièrement, chez ceux arrivant de
France.

Pendant toute la durée de la période épidémique, les
vomitifs, les purgatifs et le sulfate de quinine constituaient
la base du traitement des maladies. Cette double médication,
évacuante et fébrifuge, suffisait, presque toujours, quand la
fièvre épidémique était simple ou dépouillée de toute complication importante ; et ce n'est, en général, qu'après son
emploi qu'il convenait d'attaquer les maladies générales
ou locales, associées à la fièvre épidémique. Dans toutes ces

maladies, les émissions sanguines étaient généralement plus nuisibles qu'utiles : elles prolongeaient la convalescence, retardaient la guérison et prédisposaient le malade aux hydropisies et à la cachexie paludéenne.

Le traitement des affections de la troisième période ne devait, en général, s'éloigner du traitement ordinaire de nos maladies sporadiques, que parce qu'elles réclamaient, plus souvent l'usage des vomitifs et des antipériodiques.

FIN.

RECUEIL

DE

MÉMOIRES DE MÉDECINE

DE CHIRURGIE ET DE PHARMACIE MILITAIRES

RÉDIGÉ SOUS LA SURVEILLANCE DU CONSEIL DE SANTÉ DES ARMÉES

PAR LES DOCTEURS

BOUDIN, GRELLOIS et LANGLOIS

ET PUBLIÉ PAR ORDRE DU MINISTRE DE LA GUERRE;

PARAISSANT, TOUS LES MOIS,

Par cahier de 80 à 100 pages, et formant, chaque année, 2 forts volumes in-8°, imprimés en caractères neufs compactes, avec planches et figures.

PRIX DE L'ABONNEMENT ANNUEL : **12 FRANCS** (POUR L'ÉTRANGER, LE PORT EN SUS).

Prix de la collection. — Première série, Paris, 1816 à 1846. 61 volumes, dont 3 de tables générales : 200 fr.

Deuxième série. Paris, 1847 à 1858. 23 volumes dont 1 de table générale : 100 fr.

Troisième série, Paris, 1859. Tomes I et II : 12 fr.

Tous les autres volumes des 3 séries pris séparément (sauf quelques-uns épuisés qui ne se vendent pas isolément) : 5 fr.

Chaque numéro, séparément : 1 fr. 50.

Cette publication, organe scientifique officiel des médecins militaires, est l'une des plus importantes que compte la science médicale. Le prix exceptionnel d'abonnement est basé sur celui des diverses publications faites, comme celle-ci, aux frais de l'État. Malgré son titre spécial, elle est d'un intérêt général.

La collection du Recueil (plus de 90 volumes in-8°) forme une encyclopédie variée, facile à consulter à l'aide des quatre volumes de tables ou du 1er fascicule de la *Bibliographie de la Médecine militaire*, qui renferme tous les titres des 84 premiers volumes.

PARIS.—Imprimerie de COSSE et J. DUMAINE, rue Christine, 2.

9 782019 650544